Anilkumar Shinde
Ravindra Jarag
Harinath More

Formulação de nanocristais de nitrendipina para melhorar a solubilidade e a dissolução

Anilkumar Shinde
Ravindra Jarag
Harinath More

Formulação de nanocristais de nitrendipina para melhorar a solubilidade e a dissolução

Nanocristais para solubilidade e dissolução

ScienciaScripts

Imprint

Cover image: www.ingimage.com

This book is a translation from the original published under ISBN 978-620-7-64049-2.

Publisher:
Sciencia Scripts
is a trademark of
Dodo Books Indian Ocean Ltd. and OmniScriptum S.R.L publishing group

120 High Road, East Finchley, London, N2 9ED, United Kingdom
Str. Armeneasca 28/1, office 1, Chisinau MD-2012, Republic of Moldova, Europe
Printed at: see last page
ISBN: 978-620-7-62454-6

Formulação de nanocristais de nitrendipina para melhorar a solubilidade e a dissolução

Anilkumar J. Shinde, Ravindra J. Jarag, Harinath N. More

[1] ***Departamento de Farmácia,**

Faculdade de Farmácia Bharati Vidyapeeth, Kolhapur - 416 013.

Near Chitranagari, Kolhapur (M.S), Índia

Correio eletrónico: ajshinde70@rediffmail.com

RESUMO

Objetivo: O objetivo do presente trabalho foi preparar nanocristais de Nitrendipina (NTD) para melhorar a sua solubilidade e taxa de dissolução com o objetivo de reduzir a dose e minimizar os efeitos secundários associados à sua administração oral.

Métodos: Preparar os nanocristais pelo método de precipitação anti-solvente. Os nanocristais obtidos foram caracterizados principalmente quanto ao tamanho das partículas (PS), potencial zeta (ZP), cristalinidade, solubilidade de saturação, dissolução in vitro e permeabilidade. Os resultados demonstraram um efeito profundo da concentração do surfactante (polaxamer188) nos valores do PS e do índice de polidispersão (PDI).

Resultados: A formulação optimizada de nanocristais tinha um tamanho de partícula de 335 nm, PDI 0,262, rendimento prático de 85% e ZP no intervalo de -20 a -45 mv. Os estudos de difração de raios X (XRPD) e de calorimetria diferencial de varrimento (DSC) sugeriram a formação de nanocristais e a ausência de picos cristalinos, indicando perda de cristalinidade, confirmada adicionalmente por microscopia eletrónica de varrimento (SEM). Os nanocristais apresentaram um aumento de 30,45 vezes na solubilidade aquosa e de 38,5 vezes no tampão fosfato pH 1,2, em comparação com o NTD puro. Os estudos de libertação *in vitro* demonstraram uma libertação cumulativa do fármaco de 96,186% em 60 minutos a partir dos nanocristais, em comparação com 22,17% a partir da NTD pura.

Conclusão: Os nanocristais estáveis de NTD formulados pelo método de precipitação anti-solvente mostram uma melhor solubilidade e dissolução. Concluiu-se que os nanocristais de NTD foram obtidos com uma melhoria significativa da solubilidade de saturação e que o fármaco perdeu a sua natureza cristalina, quando comparado com o fármaco simples.

Palavras-chave: Nitrendipina; Nanocristais; Precipitação anti-solvente; Dissolução.

INTRODUÇÃO:

Com o progresso dos métodos de rastreio de elevado rendimento e também com 60% dos fármacos provenientes diretamente da síntese. Os esforços de investigação estão a centrar-se nas abordagens para aumentar a solubilidade dos fármacos através da solubilização utilizando tensioactivos, formação de microemulsões, formação de complexos, formação de sistemas de administração de fármacos auto-emulsionantes (SEDDS), dispersões sólidas, etc. A micronização de pós de fármacos para um tamanho entre 1-10 μm, a fim de aumentar a área de superfície e a taxa de dissolução, não é suficiente para ultrapassar a biodisponibilidade dos fármacos da classe II da BCS. O passo seguinte para a solubilização é a nanonização. Os nanocristais são cristais com tamanho inferior a 1μm. Quando o tamanho das partículas de um cristal é reduzido para cerca de 100 nm, verifica-se uma alteração drástica das propriedades do material. A diminuição do tamanho das partículas aumenta a área de superfície e a solubilidade dos fármacos e há um aumento proporcional da biodisponibilidade dos fármacos pouco solúveis.

A nanonização tem um efeito adicional, quando comparada com a micronização. Aumenta não só a área de superfície, mas também simultaneamente a solubilidade de saturação. A solubilidade de pós de tamanho normal é uma constante específica do composto, dependendo apenas da temperatura e do solvente. No entanto, quando a dimensão das partículas de um cristal é inferior a 1-2 μm, a solubilidade de saturação é também uma função da dimensão das partículas. A pressão de dissolução aumenta devido à forte curvatura das partículas, levando a um aumento da solubilidade de saturação. O aumento da solubilidade de saturação tem dois efeitos:

A) Um aumento da solubilidade de saturação que conduz a um aumento da taxa de dissolução.
B) Formação de uma solução supersaturada que, por sua vez, aumenta o gradiente de concentração entre o lúmen do intestino e o sangue.

Isto aceleraria a difusão do fármaco, promovendo a sua absorção. Verificou-se que a biodisponibilidade de vários fármacos aumenta significativamente quando administrados sob a forma de nanocristais. Os nanocristais de fármacos são um sistema de administração inteligente, um princípio universal, que pode ser aplicado a qualquer fármaco, uma vez que qualquer fármaco pode ser reduzido a nanocristais. Além disso, tanto os fármacos lipofílicos como os hidrofílicos podem ser incorporados em nanocristais. Outro pré-requisito essencial para a entrada no mercado farmacêutico é a disponibilidade de métodos de produção em grande escala a um custo suficientemente baixo e que satisfaçam simultaneamente os requisitos regulamentares. A tecnologia dos nanocristais também preenche este critério.

Hipertensão

A hipertensão refere-se à elevação prolongada e persistente da tensão arterial acima dos valores normais. Se não for tratada corretamente, a hipertensão pode causar complicações graves, como acidente vascular cerebral, doença coronária e insuficiência renal. A representação esquemática da tensão arterial é apresentada na figura 1.

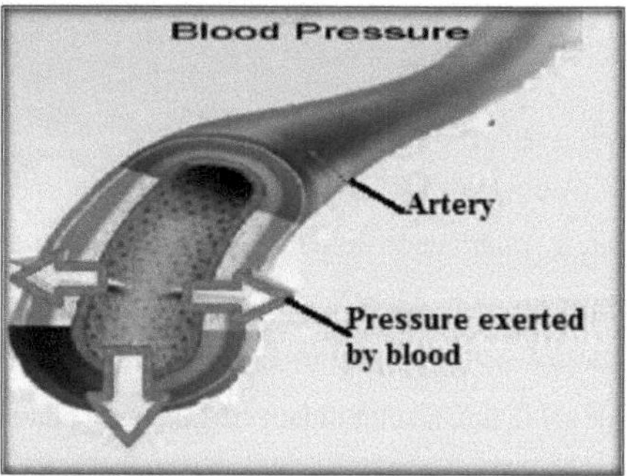

Figura 1: Representação esquemática da tensão arterial

- **A classificação da hipertensão:** com base na pressão arterial é apresentada no Quadro 1

Tabela 1. Classificação da hipertensão com base na pressão arterial

Status	Systolic pressure mm Hg	Diastolic pressure mm Hg	Risk
Normal	< 130	< 85	None
Pre-hypertension	120 to 139	80 to 90	Slight
Hypertension:			
Stage 1 (Mild)	140 to 159	90 to 99	Long-term
Stage 2 (Moderate)	160 to 179	100 to 109	50% in 5 years
Stage 3 (Severe)	180 to 209	110 to 119	40% in 2 years
Stage 4 (Very severe)	> 210	> 120	Emergency

Classificação dos anti-hipertensores

Os agentes úteis no tratamento crónico da hipertensão podem ser classificados em nove categorias

1. Diuréticos
2. Bloqueadores beta adrenérgicos
3. Bloqueadores dos canais de cálcio
4. Inibidores da enzima de conversão da angiotensina (IECA)
5. Bloqueadores dos receptores da angiotensina
6. Simpaticolíticos e bloqueadores adrenérgicos
7. Vasodilatadores arteriais directos
8. Antagonistas dos neurónios adrenérgicos periféricos
9. Vasodilatadores directos

Mecanismo de ação

Os bloqueadores dos canais de cálcio actuam através do bloqueio dos canais de cálcio dependentes da voltagem (VGCC) no músculo cardíaco e nos vasos sanguíneos. Isto diminui o cálcio intracelular, levando a uma redução da contração muscular. No coração, a diminuição do cálcio disponível para cada batimento resulta numa diminuição da contratilidade cardíaca, ilustrada na figura 2. Nos vasos sanguíneos, uma diminuição do cálcio resulta numa menor contração do músculo liso vascular e, por conseguinte, num aumento do diâmetro arterial, um fenómeno designado por vasodilatação. A vasodilatação diminui a resistência periférica total, enquanto uma diminuição da contratilidade cardíaca diminui o débito cardíaco. Como a pressão arterial é determinada pelo débito cardíaco e pela resistência periférica, a pressão arterial diminui. Os bloqueadores dos canais de cálcio são especialmente eficazes contra a rigidez dos grandes vasos, uma das causas comuns de pressão arterial sistólica elevada em doentes idosos.

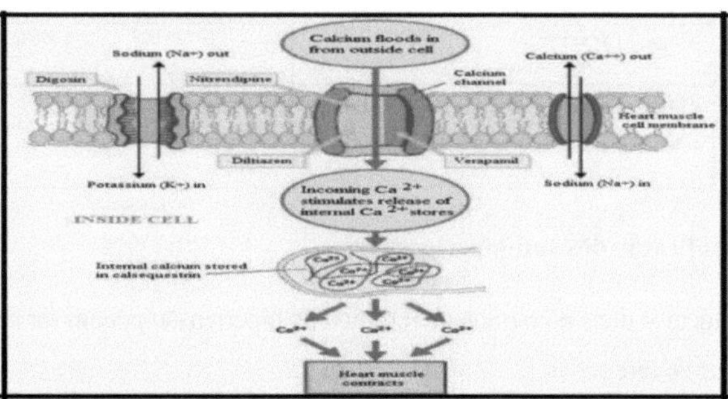

Figura 2: Mecanismo de ação dos bloqueadores dos canais de cálcio

A trendipina, um antagonista dos canais de cálcio dihidropiridínico, é um fármaco típico pouco solúvel em água. Para estes compostos do tipo do sistema de classificação biofarmacêutica (BCS) II, a taxa e o grau de absorção a partir do trato gastrointestinal são geralmente controlados e limitados pelo processo de dissolução. A semi-vida plasmática da NTD é de 12-22 horas, a biodisponibilidade é de 16-23% e o coeficiente de partição, ou seja, o valor log P, é de 2,88. A dose inicial de NTD é de 10 mg uma vez por dia, aumentando depois 20 mg/dia para 40 mg/dia, sendo 40 mg a dose máxima de NTD. Todos estes parâmetros do NTD correspondem aos critérios adequados dos nanocristais, pelo que foi selecionado como um medicamento modelo para melhorar a solubilidade e a taxa de dissolução *in vitro*.

Solubilização

A solubilização de fármacos pouco solúveis é um desafio frequente nos estudos de rastreio de novas entidades químicas, bem como na conceção e desenvolvimento de formulações. Várias metodologias podem ser adaptadas para melhorar a solubilização de fármacos pouco solúveis em água e melhorar ainda mais a sua biodisponibilidade. Os fármacos administrados por via oral só são completamente absorvidos quando apresentam uma boa solubilidade no meio gástrico, pelo que apresentam uma boa biodisponibilidade. A biodisponibilidade depende de vários factores, sendo os mais importantes a solubilidade do fármaco em meio aquoso e a permeabilidade do fármaco através de membranas lipofílicas. As técnicas geralmente utilizadas para a solubilização do fármaco incluem a micronização, a modificação química, o ajuste do pH, a dispersão sólida, a complexação, a co-solvência, a solubilização micelar, a hidrotrofia, etc.

Na verdade, apenas as moléculas de fármaco solubilizadas podem ser absorvidas pelas membranas celulares para chegarem posteriormente ao local de ação do fármaco (sistema vascular, por exemplo). Qualquer fármaco a ser absorvido tem de estar presente sob a forma de uma solução aquosa no local de absorção. Uma vez que a solubilidade e a permeabilidade são o fator decisivo para a absorção in vivo do fármaco, estas podem ser alteradas ou modificadas através de técnicas de melhoramento. Os compostos pouco solúveis pertencem à classe II das NCE, que apresentam muitos obstáculos à formulação in vitro, tais como uma escolha muito limitada de tecnologias de administração e ensaios de dissolução cada vez mais complexos, com uma correlação limitada ou fraca com a absorção in vivo. Recentemente, mais de 40% das NCE (novas entidades químicas) desenvolvidas na indústria farmacêutica são praticamente insolúveis em água. Estes fármacos pouco solúveis em água estão associados a uma absorção lenta, o que conduz a uma biodisponibilidade inadequada e variável e à toxicidade da mucosa gastrointestinal. Por conseguinte, a melhoria da solubilidade dos fármacos e, consequentemente, da sua biodisponibilidade oral continua a ser um dos aspectos mais difíceis do processo de desenvolvimento de fármacos, especialmente no que respeita aos sistemas de administração oral de fármacos. Estas características in vivo e in vitro e as dificuldades em obter correlações in vivo/in vitro previsíveis e reprodutíveis são muitas vezes suficientemente difíceis para desenvolver formulações de muitos compostos recentemente sintetizados devido a problemas de solubilidade. Embora as empresas farmacêuticas tenham conseguido ultrapassar as dificuldades com fármacos muito pouco solúveis, os fármacos com solubilidade aquosa inferior a 0,1 mg/ml apresentam alguns desafios únicos. As abordagens tradicionais à solubilização de fármacos incluem o ajuste do pH, a co-solvência e a redução do tamanho das partículas. Os sistemas de microemulsão e auto-emulsificação são abordagens novas. Estes fármacos são particularmente bons candidatos para tecnologias avançadas de solubilização desenvolvidas por empresas especializadas na administração de fármacos. Existem numerosas abordagens disponíveis e relatadas na literatura para aumentar a solubilidade de medicamentos pouco solúveis em água. As técnicas são escolhidas com base em determinados aspectos, como as propriedades do fármaco em questão, a natureza dos excipientes a selecionar e a natureza da forma de dosagem pretendida.

1.2.1. PROCESSO DE SOLUBILIZAÇÃO

O processo de solubilização envolve a quebra de ligações intermoleculares ou inter-iónicas no soluto, a separação das moléculas do solvente para proporcionar espaço no solvente para o soluto, a interação entre o solvente e a molécula ou ião do soluto. O processo de solubilização ocorre em três etapas.

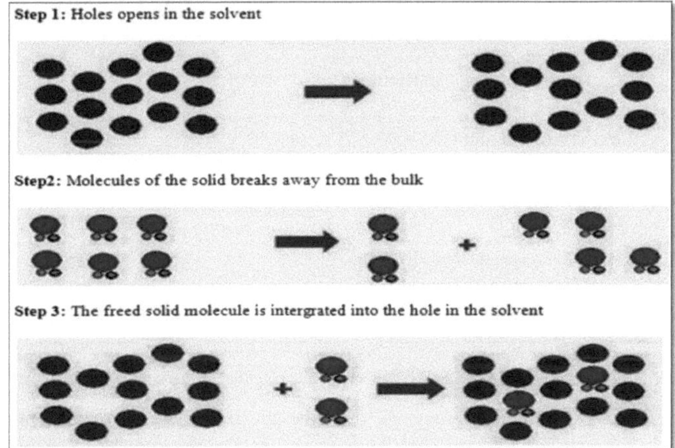

Figura 3: Processo de solubilização

FACTORES QUE AFECTAM A SOLUBILIZAÇÃO

A solubilidade depende da natureza e composição do meio solvente, da forma física do sólido, bem como da temperatura e pressão do sistema. São muitos os factores que afectam a solubilidade.

Tamanho das partículas

O tamanho da partícula sólida influencia a solubilidade porque, à medida que uma partícula se torna mais pequena, a relação entre a área de superfície e o volume da partícula aumenta. A maior área de superfície permite uma maior interação com o solvente. O efeito do tamanho da partícula na solubilidade pode ser descrito na equação 1.1.

$$\log \frac{S}{S_0} = \frac{2 \gamma V}{2.303 R T r}$$

.... equação 1.1.

Onde,

S_0 é a solubilidade de partículas infinitamente grandes

S é a solubilidade das partículas finas

V é o volume molar

r é o raio da partícula fina e

D é a tensão superficial do sólido

T é a temperatura

Quando a temperatura aumenta, o processo de solução absorve energia e a solubilidade aumenta, mas se o processo de solução libertar energia, a solubilidade diminui com o aumento da temperatura. Alguns solutos sólidos são menos solúveis em soluções quentes. Por exemplo, todos os gases, a solubilidade diminui à medida que a temperatura da solução aumenta.

Pressão

Para os sólidos e solutos líquidos, as alterações de pressão não têm praticamente qualquer efeito na solubilidade, mas para os solutos gasosos, um aumento da pressão aumenta a solubilidade e vice-versa.

Natureza do soluto e do solvente

Apenas 1 grama de cloreto de chumbo (II) pode ser dissolvido em 100 gramas de água à temperatura ambiente, enquanto que 200 gramas de cloreto de zinco podem ser dissolvidos. A grande diferença na solubilidade destas duas substâncias é o resultado de diferenças nas suas naturezas.

Tamanho molecular

A solubilidade da substância diminui quando as moléculas têm um peso molecular e um tamanho molecular mais elevados, porque as moléculas maiores são mais difíceis de envolver com moléculas de solvente para solvatar a substância. No caso dos compostos orgânicos, a quantidade de ramificações de carbono aumentará a solubilidade, uma vez que mais ramificações reduzirão o tamanho (ou volume) da molécula e facilitarão a solvência das moléculas com solvente.

Polaridade

A polaridade das moléculas do soluto e do solvente afectará a solubilidade. Geralmente, "like dissolves like" significa que as moléculas de soluto não polares dissolvem-se em solventes não polares e as moléculas de soluto polares dissolvem-se em solventes polares. As moléculas de soluto polares têm uma extremidade positiva e uma negativa na molécula. Se a molécula de solvente também for polar, as extremidades positivas das moléculas de solvente atrairão as extremidades negativas das moléculas de soluto. Este é um tipo de força intermolecular conhecida como interação dipolo-dipolo. As outras forças são chamadas forças de dispersão de London, em que os núcleos positivos dos átomos da molécula de soluto atraem os electrões negativos dos átomos de uma molécula de solvente. Isto dá ao solvente não polar uma hipótese de solvatar as moléculas de soluto.

Polimorfos

Os polimorfos podem variar no ponto de fusão. Uma vez que o ponto de fusão do sólido está relacionado com a solubilidade, os polimorfos terão solubilidades diferentes. Geralmente, a gama de diferenças de solubilidade entre diferentes polimorfos é de apenas 2-3 vezes, devido a diferenças relativamente pequenas na energia livre.

Taxa de solução

A taxa de solução é uma medida da rapidez com que as substâncias se dissolvem em solventes.

A vários factores que afectam a taxa de solução como-

(a) Tamanho das partículas

Quando a superfície total das partículas de soluto aumenta, o soluto dissolve-se mais rapidamente porque a ação ocorre apenas na superfície de cada partícula, aumentando assim a sua velocidade de solução.

(b) Temperatura

No caso dos líquidos e dos solutos sólidos, o aumento da temperatura não só aumenta a quantidade de soluto que se dissolve, como também aumenta a velocidade a que o soluto se dissolve. Para os gases, o inverso é verdadeiro.

(c) Quantidade de soluto já dissolvido

Quando já existe pouco soluto em solução, a dissolução ocorre de forma relativamente rápida. À medida que a solução se aproxima do ponto em que nenhum soluto pode ser dissolvido, a dissolução ocorre mais lentamente.

(d) Agitação

No caso de solutos líquidos e sólidos, a agitação coloca novas porções de solvente em contacto com o soluto, aumentando assim a velocidade de solução.

TÉCNICAS DE MELHORIA DA SOLUBILIDADE E DA BIODISPONIBILIDADE

Existem várias técnicas disponíveis para melhorar a solubilidade de fármacos pouco solúveis.

Algumas das abordagens para melhorar a solubilidade são:

Ajuste do pH

Está bem documentada a influência das alterações do pH no trato gastrointestinal sobre a biodisponibilidade dos fármacos. A absorção do fármaco depende em grande medida da difusão, que varia com o pH de cada região do trato gastrointestinal, o pKa do fármaco e a permeabilidade, que são moderados não só pela área de superfície da região em que é libertado, mas também pelos efeitos regionais do pH na ionização do fármaco. Ao aplicar uma alteração do pH, os fármacos pouco solúveis em água com partes da molécula que podem ser protonadas (base) ou desprotonadas (ácido) podem ser potencialmente dissolvidos em água. Embora a importância de parâmetros críticos como a seleção de sais e o ajuste do pH tenha sido salientada na pré-formulação, a utilização de excipientes que alteram o pH nos sistemas de administração de fármacos também tem uma utilidade significativa. O ajuste do pH pode, em princípio, ser utilizado tanto para administração oral como parentérica.

O sangue é um tampão forte e, após administração intravenosa, o fármaco pouco solúvel pode precipitar-se com um pH entre 7,2 e 7,4. Para avaliar a adequação da abordagem, é importante considerar a capacidade tampão e a tolerabilidade do pH selecionado. No estômago, o pH é de cerca de 1 a 2 e no duodeno o pH situa-se entre 5-7,5, pelo que, após administração oral , o grau de solubilidade também é suscetível de ser influenciado à medida que o fármaco atravessa os intestinos. Os excipientes solubilizados que aumentam o pH ambiental dentro de uma forma de dosagem (comprimido ou cápsula), para um intervalo superior ao pKa de fármacos fracamente ácidos, aumentam a solubilidade desse fármaco; os excipientes que actuam como agentes alcalinizantes podem aumentar a solubilidade de fármacos fracamente básicos. Após o ajuste do pH, os compostos ionizáveis (podem ser ácidos ou bases ou zwitter iónicos) são estáveis e solúveis. Também pode ser aplicado a compostos cristalinos e lipofílicos pouco solúveis. A biodisponibilidade pode ser aumentada se a precipitação após a diluição for fina ou amorfa, devido a um maior gradiente de concentração e a uma maior área de superfície para dissolução. Em situações em que o fármaco se precipita em partículas pouco solúveis que requerem dissolução e não se redissolvem rapidamente, a biodisponibilidade pode não ser suficientemente aumentada. A solubilidade do fármaco pouco solúvel aumenta em comparação com a água isolada, pelo que, se os compostos puderem permear o epitélio por via oral, a fração de fármaco absorvida por via oral pode aumentar. O ajuste do pH é também frequentemente combinado com co-solventes para aumentar ainda mais a solubilidade do fármaco pouco solúvel.

Esta abordagem é frequentemente utilizada em estudos, uma vez que, pré-clinicamente, o ajuste do pH é uma boa técnica para avaliar a eficácia de fármacos pouco solúveis devido à sua universalidade e relativa simplicidade.

Vantagem

- Simples de formular e analisar
- Simples de produzir e rápido de seguir
- μ Utiliza pequenas quantidades de composto e é passível de avaliações de elevado rendimento.

Desvantagens

- Risco de precipitação após diluição com meios aquosos com um pH ao qual o composto é menos solúvel.
- Por via intravenosa pode provocar embolias, por via oral pode causar variabilidade e toxicidade (local e sistémica) relacionadas com a utilização de um pH não fisiológico e extremo.

Micro-emulsão

Uma microemulsão é um pré-concentrado opticamente claro, isotrópico, termo

sistema transparente (ou translúcido) dinamicamente estável, contendo uma mistura de óleo, tensioativo hidrofílico e solvente hidrofílico que dissolve um fármaco pouco solúvel em água. Em contacto com a água, as formulações dispersam-se espontaneamente (ou "auto-emulsionam-se") para formar uma emulsão muito clara de gotículas de óleo extremamente pequenas e uniformes que contêm o fármaco pouco solúvel solubilizado. As microemulsões têm sido utilizadas para aumentar a solubilidade de muitos fármacos que são praticamente insolúveis em água, juntamente com a incorporação de proteínas para utilização oral, parentérica, bem como percutânea/transdérmica. Estes sistemas homogéneos, que podem ser preparados numa vasta gama de concentrações de tensioactivos e de rácios óleo/água, são todos fluidos de baixa viscosidade. Os tensioactivos, as misturas de tensioactivos e os co-surfactantes nas microemulsões desempenham um papel importante na melhoria da solubilidade dos medicamentos formulados sob a forma de microemulsões. Um sistema anidro de microemulsões é o sistema auto-microemulsionante de administração de medicamentos (SMEDDS) ou o pré-concentrado de microemulsão. É composto por óleo, tensioativo e co-surfactante e tem a capacidade de formar microemulsões o/w, quando disperso em fase aquosa sob agitação suave. A agitação necessária para a auto-emulsificação provém da motilidade do estômago e do intestino.

Os tensioactivos, como os tensioactivos polioxietilénicos, por exemplo Brij 35, ou os ésteres de açúcar, como o monooleato de sorbitano (Span 80), catiónicos ou aniónicos, como o brometo de alquiltrimetilamónio e o sulfato de dodecilo e sódio, ou zwitter iónicos, como os fosfolípidos, como a lecitina (fosfatidilcolina), comercialmente disponível a partir de soja e ovos, podem ser não-iónicos. As lecitinas são muito populares porque apresentam uma excelente bio-compatibilidade.

Devido à natureza líquida do produto, a maioria dos sistemas auto-emulsionantes estão limitados à administração em cápsulas de gelatina mole ou dura, cheias de lípidos. A interação entre o invólucro da cápsula e a emulsão deve ser considerada de modo a evitar que o conteúdo higroscópico se desidrate ou migre para o invólucro da cápsula. As combinações de tensioactivos iónicos e não-iónicos são igualmente eficazes. Os pré-concentrados de microemulsão permanecem opticamente claros após a diluição e contêm geralmente uma quantidade mais elevada de tensioativo solúvel em água e um teor mais elevado de um solvente hidrofílico em comparação com os pré-concentrados de macroemulsão. Devido à natureza dos excipientes, estas formulações são administradas apenas por via oral. A solubilização utilizando pré-concentrados de microemulsão é adequada para compostos lipofílicos pouco solúveis que têm elevada solubilidade nas misturas de óleo e tensioactivos.

Vantagens:

- Os pré-concentrados são relativamente fáceis de fabricar.
- Os pré-concentrados de microemulsão bem desenvolvidos não dependem normalmente da digestão para a libertação do fármaco. Por conseguinte, a biodisponibilidade e a reprodutibilidade óptimas também podem ser esperadas sem a coadministração de alimentos (ou seja, no estado de jejum).

Desvantagem

- A sua elevada concentração de surfactante/co-surfactante torna-os inadequados para administração intravenosa.

- A diluição das microemulsões abaixo da concentração micelar crítica dos tensioactivos pode provocar a precipitação do fármaco; no entanto, a dimensão fina das partículas do precipitado resultante pode aumentar a absorção.
- A tendência de precipitação do fármaco na diluição pode ser maior devido ao efeito de diluição do solvente hidrofílico.
- A tolerabilidade das formulações com níveis elevados de tensioactivos sintéticos pode ser fraca nos casos em que se pretende uma administração crónica a longo prazo. As formulações que contêm vários componentes tornam-se mais difíceis de validar.

□□□□□□Self - sistemas de administração de medicamentos emulsionantes

Os sistemas auto-emulsionantes ou auto-microemulsionantes utilizam o conceito de formação in situ de emulsões no trato gastrointestinal. A mistura de óleo, tensioativo, co-surfactante, um ou mais solventes hidrofílicos e co-solvente forma uma solução isotrópica transparente, conhecida como sistema auto-emulsionante de administração de fármacos (SEDDS), na ausência de fase externa (água) e forma emulsões ou micro-emulsões o/w finas espontaneamente após diluição pela fase aquosa no TGI, sendo utilizada para melhorar a dissolução e absorção de fármacos lipofílicos. A facilidade de emulsificação pode estar associada à facilidade de penetração da água nas várias fases líquidas cristalinas ou de gel formadas na superfície da gotícula.

Vantagens

µ Os SEDDS em relação ao aumento de escala e ao fabrico são formados espontaneamente após a mistura dos seus componentes sob agitação ligeira e são termodinamicamente estáveis.

Desvantagens

- Instabilidades químicas de fármacos e concentrações elevadas de surfactantes.
- A grande quantidade de tensioativo nas formulações auto-emulsionantes (30-60%) irrita o TGI. A maioria dos sistemas auto-emulsionantes está limitada à administração em cápsulas de gelatina mole ou dura com enchimento lipídico devido à natureza líquida do produto.

- Interação entre o invólucro da cápsula e a emulsão.

Manipulação do estado sólido

Do ponto de vista da estabilidade e da biodisponibilidade, a forma cristalina de um medicamento é de importância farmacêutica. O polimorfismo (existência de um fármaco em múltiplas formas cristalinas) pode causar variações no ponto de fusão, na densidade, na estabilidade e na solubilidade do fármaco, uma vez que estas propriedades dependem da tendência de fuga das moléculas de uma determinada estrutura cristalina. Em regra, um fármaco que tenha a ordem de cristalinidade mais elevada é a forma mais estável, existe em múltiplas formas polimórficas, ou seja, com a menor quantidade de energia livre, e, consequentemente, possui o ponto de fusão mais elevado e a menor solubilidade. Ao controlar o processo de cristalização, podem ser criadas à força formas amorfas ou metaestáveis de fármacos com elevada energia livre. Estas formas oferecem a vantagem de uma maior solubilidade, mas sofrem de problemas de estabilidade, a menos que sejam incorporados na formulação estabilizadores destinados a inibir o crescimento de cristais. Um caso de grande visibilidade envolvendo polimorfismo foi a retirada das cápsulas de ritonavir (Norvir®) do mercado em 1998, porque foi identificado um polimorfo menos solúvel (e consequentemente menos biodisponível) dois anos depois de o produto ter sido aprovado e comercializado, causando uma diminuição da biodisponibilidade do medicamento. Este incidente sensibilizou a indústria farmacêutica para a importância crítica do polimorfismo e incentivou a inclusão do rastreio de polimorfos como componente de rotina dos estudos de pré-formulação.

Redução do tamanho das partículas

A biodisponibilidade de fármacos pouco solúveis está muitas vezes intrinsecamente relacionada com o tamanho das partículas do fármaco. Ao reduzir o tamanho das partículas, o aumento da área de superfície pode melhorar as propriedades de dissolução do fármaco, permitindo uma gama mais alargada de abordagens de formulação e de tecnologias de administração. A maior área de superfície permite uma maior interação com o solvente, o que provoca um aumento da solubilidade. Os métodos convencionais de redução do tamanho das partículas, como a cominuição e a secagem por pulverização, baseiam-se na tensão mecânica para desagregar o composto ativo. As forças mecânicas inerentes à cominuição, como a moagem e a trituração, conferem frequentemente quantidades significativas de tensão física ao medicamento, o que pode induzir a sua degradação. Durante a cominuição e a secagem por pulverização, o stress térmico que pode ocorrer também é uma preocupação quando se processam compostos activos termossensíveis ou instáveis.

Além disso, estes métodos tradicionais são frequentemente incapazes de reduzir o tamanho das partículas de fármacos quase insolúveis (<0,1mg/mL). Atualmente, a redução do tamanho das partículas pode ser obtida por micronização e nano-suspensão. Cada técnica utiliza equipamentos diferentes para a redução do tamanho das partículas. Na micronização, a solubilidade do fármaco está muitas vezes intrinsecamente relacionada com o tamanho das partículas do fármaco. Ao reduzir o tamanho das partículas, o aumento da área de superfície melhora as propriedades de dissolução do fármaco. A micronização de fármacos é feita através de técnicas de moagem utilizando moinhos de jato, moinhos coloidais de rotor-estator, etc. A micronização não é adequada para fármacos com um número de dose elevado porque não altera a solubilidade de saturação do fármaco. Estes processos foram aplicados à griseofulvina, progesterona, espironolactona e diosmina, feno-fibrato. Para cada fármaco, a micronização melhorou a sua absorção digestiva e, consequentemente, a sua biodisponibilidade e eficácia clínica.

A nano-suspensão é outra técnica que consiste na dispersão coloidal submicrónica de partículas puras de fármaco, estabilizadas por tensioactivos. A abordagem de nano-suspensão tem sido utilizada para fármacos como a tarazepida, a atovaquona, a anfotericina B, o paclitaxel e o bupravaquon. As vantagens oferecidas pela nanossuspensão são o aumento da taxa de dissolução devido à maior área de superfície exposta, enquanto a ausência de maturação de Ostwald se deve à gama de tamanhos de partículas uniforme e estreita obtida, o que elimina o fator de gradiente de concentração. As formas líquidas podem ser rapidamente desenvolvidas para testes de fase inicial (pré-clínicos) que podem ser convertidos em sólidos para desenvolvimento clínico posterior. Normalmente, são necessários rácios baixos entre os excipientes e o fármaco. As formulações são geralmente bem toleradas desde que não sejam necessários tensioactivos fortes para a estabilização. Geralmente, as formas cristalinas são química e fisicamente mais estáveis do que as partículas amorfas. Desvantagens: A redução do tamanho das partículas devido à elevada carga superficial das pequenas partículas discretas, existe uma forte tendência para a aglomeração das partículas. O desenvolvimento de uma forma de dosagem sólida com uma elevada carga útil sem incentivar a aglomeração pode ser tecnicamente difícil. Tecnicamente, o desenvolvimento de formulações intravenosas estéreis é ainda mais difícil.

Processo de fluido supercrítico (SCF)

Outra nova tecnologia de nano-dimensionamento e solubilização cuja aplicação tem aumentado nos últimos anos é a redução do tamanho das partículas através de processos de fluidos supercríticos (SCF). O número de aplicações e tecnologias que envolvem fluidos supercríticos também tem crescido de forma explosiva. Há mais de um século que se sabe que os fluidos supercríticos (SCF) podem dissolver solventes não voláteis, com o ponto crítico do dióxido de carbono, o fluido supercrítico mais utilizado. Os fluidos supercríticos são fluidos cuja temperatura e pressão são superiores à sua temperatura crítica (Tc) e pressão crítica (Tp), permitindo-lhe assumir as propriedades de um líquido e de um gás. É seguro, amigo do ambiente e económico. As baixas condições de funcionamento (temperatura e pressão) tornam as SCF atractivas para a investigação farmacêutica. A temperaturas quase críticas, os SCFs são altamente compressíveis, permitindo que mudanças moderadas na pressão alterem grandemente a densidade e as características de transporte de massa de um fluido que determinam em grande parte o seu poder solvente. Um SCF existe como uma fase única acima da sua temperatura crítica (Tc) e pressão (Pc). As SCF têm propriedades úteis para o processamento de produtos porque são intermédias entre as do líquido puro e as do gás (ou seja, densidade semelhante à do líquido, compressibilidade e viscosidade semelhantes às do gás e maior difusividade do que a dos líquidos). A temperaturas quase críticas, os SCFs são altamente compressíveis, permitindo que mudanças moderadas na pressão alterem grandemente a densidade e as características de transporte de massa de um fluido que determinam em grande parte o seu poder solvente.

Um SCF existe como uma fase única acima da sua temperatura crítica (Tc) e pressão (Pc). As SCF têm propriedades úteis para o processamento de produtos porque são intermédias entre as do líquido puro e as do gás (ou seja, densidade semelhante à do líquido, compressibilidade e viscosidade semelhantes às do gás e maior difusividade do que a dos líquidos). A temperaturas quase críticas, os SCF são altamente compressíveis, o que permite que mudanças moderadas na pressão alterem grandemente a densidade e as características de transporte de massa de um fluido que determina em grande parte o seu poder solvente. Além disso, a densidade, as propriedades de transporte (como a viscosidade e a difusividade) e outras propriedades físicas (como a constante dieléctrica e a polaridade) variam consideravelmente com pequenas alterações na temperatura de funcionamento, na pressão ou em ambas em torno dos pontos críticos. Uma vez solubilizadas no SCF, as partículas de fármaco podem ser recristalizadas com tamanhos de partículas muito reduzidos. A flexibilidade e a precisão oferecidas pelos processos SCF permitem a micronização de partículas de fármacos dentro de intervalos estreitos de tamanho de partículas, frequentemente a níveis submicrónicos.

Complexos de inclusão/complexação

Os complexos lipofílicos fármaco-ciclodextrina, normalmente conhecidos como complexos de inclusão, podem ser formados simplesmente pela adição do fármaco e dos excipientes, resultando numa melhor solubilização do fármaco. Entre todas as técnicas de aumento da solubilidade, a técnica de formação de complexos de inclusão tem sido utilizada com maior precisão para melhorar a solubilidade aquosa, a taxa de dissolução e a biodisponibilidade de fármacos pouco solúveis em água. As ciclodextrinas (CD) são um grupo de oligossacáridos cíclicos estruturalmente relacionados que possuem uma cavidade polar e uma superfície externa hidrofílica. Os complexos de inclusão são formados pela inserção da molécula não polar ou da região não polar de uma molécula (conhecida como hóspede) na cavidade de outra molécula ou grupo de moléculas (conhecido como hospedeiro). As moléculas hospedeiras mais frequentemente utilizadas são as ciclodextrinas. As ciclodextrinas constituídas por 6, 7 e 8 unidades de D-glucopiranosilo ligadas a ligações glicosídicas Q-1,4 são designadas por ciclodextrinas Q, R, D, respetivamente.

Os derivados da R-ciclodextrina com maior solubilidade em água (por exemplo, hidroxipropil-R-ciclodextrina HP-R-CD) são mais frequentemente utilizados em formulações farmacêuticas. As ciclodextrinas são constituídas por monómeros de glucose dispostos num anel em forma de rosca. As ciclodextrinas hidrofílicas não são tóxicas em doses normais, enquanto as lipofílicas podem ser tóxicas; por conseguinte, os derivados metilados, hidroxipropilados, sulfoalquilados e sulfatados de ciclodextrinas naturais que possuem uma solubilidade aquosa melhorada são preferidos para utilização farmacêutica. O anel tem um exterior hidrofílico e um núcleo lipofílico no qual moléculas orgânicas de tamanho adequado podem formar complexos de inclusão não covalentes, resultando num aumento da solubilidade aquosa e da estabilidade química. As forças que impulsionam a complexação foram atribuídas a

(i) a exclusão da água de alta energia da cavidade,
(ii) a libertação da tensão do anel, particularmente no caso da Q -CD,
(iii) interacções entre paredes de Vander e
(iv) Ligações de hidrogénio e hidrofóbicas.

Foi demonstrado que os complexos de ciclodextrina aumentam a estabilidade, a molhabilidade e a dissolução do repelente de insectos lipofílico N, N-dietil-m-toluamida (DEET) e a estabilidade e fotoestabilidade dos protectores solares. As ciclodextrinas são moléculas grandes, com pesos moleculares superiores a 1000Da, pelo que seria de esperar que não permeassem facilmente a pele. A complexação com ciclodextrinas tem sido relatada de várias formas, tanto para aumentar como para diminuir a penetração cutânea. A solubilização por complexação é conseguida através de uma interação específica e não através de alterações nas propriedades do solvente a granel, como acontece com outros sistemas de solubilização, como os co-solventes, a emulsão e os ajustes de pH. Numa análise recente dos dados disponíveis, Loftsson e Masson concluíram que o efeito na penetração cutânea pode estar relacionado com a concentração de ciclodextrina, com um fluxo reduzido geralmente observado em concentrações relativamente elevadas de ciclodextrina, enquanto que concentrações baixas de ciclodextrina resultam num aumento do fluxo. Dado que o fluxo é proporcional à concentração de fármaco livre, quando a concentração de ciclodextrina é suficiente para complexar apenas o fármaco que excede a sua solubilidade, seria de esperar um aumento do fluxo. A dissociação é muito rápida, quantitativa e, por conseguinte, previsível.

Co-solvência

A solubilidade de um fármaco pouco solúvel em água pode ser aumentada frequentemente pela adição de um solvente miscível em água no qual o fármaco tem boa solubilidade, conhecido como co-solventes. Os co-solventes são misturas de água e um ou mais solventes miscíveis em água utilizados para criar uma solução com maior solubilidade para compostos pouco solúveis. Historicamente, esta é uma das técnicas mais utilizadas porque é simples de produzir e avaliar A co-solvência tem sido utilizada em diferentes formulações, incluindo sólidos e líquidos. Exemplos de solventes utilizados em misturas de co-solventes são PEG 300, propilenoglicol. Foram utilizadas várias concentrações (5-40%) dos sistemas binários sólidos com polietilenoglicol 6000 para aumentar a solubilidade e a dissolução do meloxicam. As formulações com co-solventes de fármacos pouco solúveis podem ser administradas por via oral e parentérica. As formulações parenterais podem exigir a adição de água ou uma etapa de diluição com um meio aquoso para diminuir a concentração do solvente antes da administração. As técnicas de co-solvência também foram utilizadas na congelação por pulverização de líquidos, como em danazol com álcool polivinílico, poloxâmero 407 e polivinilpirrolidona K-15 numa formulação em pó micronizado.

Os compostos pouco solúveis que são lipofílicos ou altamente cristalinos e que têm uma elevada solubilidade na mistura de solventes podem ser adequados para uma abordagem com co-solventes. Os co-solventes podem aumentar a solubilidade de compostos pouco solúveis vários milhares de vezes em comparação com a solubilidade aquosa do fármaco isolado. Em comparação com outras abordagens de solubilização, podem ser dissolvidas concentrações muito elevadas de compostos pouco solúveis. A co-solvência tem sido altamente utilizada na conceção de muitas formulações diferentes, tendo encontrado a sua principal utilização em formas de dosagem parentéricas devido aos efeitos irritantes da maioria dos tensioactivos e à baixa toxicidade de muitos co-solventes, e devido à capacidade relativamente maior dos co-solventes para solubilizar fármacos não polares. Os co-solventes de baixa toxicidade mais frequentemente utilizados para uso parentérico são o propilenoglicol, o etanol, a glicerina e o polietilenoglicol. A utilização de co-solventes é uma técnica altamente eficaz para aumentar a solubilidade de fármacos pouco solúveis. **Vantagens:** Simples e rápido de formular e produzir.

Desvantagens:

- Tal como acontece com todos os excipientes, há que ter em conta a toxicidade e a tolerabilidade relacionadas com o nível de solvente administrado.
- Ocorre uma precipitação descontrolada após diluição em meio aquoso.
- Os precipitados podem ser amorfos ou cristalinos e podem variar em tamanho. Muitos dos precipitados insolúveis

- Os compostos com que se trabalha não são adequados para co-solventes isolados, particularmente para administração intravenosa. Isto deve-se ao facto de os fármacos serem extremamente insolúveis em água e não se redissolverem facilmente após a precipitação da mistura de co-solventes.

Solubilização de micelas

A utilização de tensioactivos para melhorar o desempenho da dissolução de medicamentos pouco solúveis também tem sido utilizada com êxito. Os tensioactivos podem diminuir a tensão superficial e melhorar a dissolução de medicamentos lipofílicos em meio aquoso. Podem também ser utilizados para estabilizar suspensões de medicamentos.

Quando a concentração de tensioactivos excede a sua concentração micelar crítica (CMC, que se situa na gama de 0,05-0,10% para a maioria dos tensioactivos), ocorre a formação de micelas,

aprisionando os fármacos no interior das micelas. Este processo é conhecido por micelização e resulta geralmente num aumento da solubilidade de fármacos pouco solúveis. Os tensioactivos não-iónicos normalmente utilizados incluem polissorbatos, óleo de rícino polioxietilado, glicéridos polioxietilados, lauroil macroglicéridos e ésteres de ácidos mono e di-gordos de polietilenoglicóis de baixo peso molecular. Os tensioactivos são também frequentemente utilizados para estabilizar microemulsões e suspensões nas quais os fármacos são dissolvidos. Exemplos de compostos pouco solúveis que utilizam a solubilização micelar são os medicamentos antidiabéticos, gliclazida, gliburida, glimepirida, glipizida, repaglinida, pioglitazona e rosiglitazona.

Nano-cristalização

A nanocristalização é definida como uma forma de reduzir as partículas de fármacos a uma dimensão de 1-1000 nanómetros. Existem dois métodos distintos utilizados para produzir nanocristais: o desenvolvimento "bottom-up" e o desenvolvimento "top-down". Os métodos descendentes (ou seja, moagem e homogeneização a alta pressão) iniciam a moagem a partir do nível macroscópico, por exemplo, a partir de um pó de dimensão micrónica. Nos métodos de baixo para cima (ou seja, Precipitação e método de Crio-vácuo), os materiais à escala nanométrica são compostos quimicamente a partir de componentes atómicos e moleculares.

Hidrotrofia

A hidrotrofia é um processo de solubilização em que a adição de uma grande quantidade de um segundo soluto resulta num aumento da solubilidade aquosa de outro soluto. A hidrotrofia designa o aumento da solubilidade em água devido à presença de uma grande quantidade de aditivos. O mecanismo pelo qual melhora a solubilidade está mais estreitamente relacionado com a complexação que envolve uma fraca interação entre os agentes hidrotrópicos como o benzoato de sódio, o acetato de sódio, o alginato de sódio, a ureia e os fármacos pouco solúveis. O soluto é constituído por sais de metais alcalinos de vários ácidos orgânicos. Os agentes hidrotrópicos são sais orgânicos iónicos. Diz-se que os aditivos ou sais que aumentam a solubilidade num determinado solvente "salgam" o soluto e que os sais que diminuem a solubilidade "salgam" o soluto.

Vários sais com grandes aniões ou catiões, eles próprios muito solúveis em água, resultam na "salga" de não electrólitos chamados "sais hidrotrópicos", um fenómeno conhecido como "hidrotropismo". As soluções hidrotrópicas não apresentam propriedades coloidais e envolvem uma interação fraca entre o agente hidrotrópico e o soluto.

Vantagens da Técnica de Solubilização Hidrotrópica: porque o carácter solvente é independente do pH, tem elevada seletividade e não requer emulsificação. Requer apenas a mistura do fármaco com o hidrótropo em água. Não requer modificação química de fármacos hidrofóbicos, uso de solventes orgânicos ou preparação de sistema de emulsão. A classificação dos hidrótropos com base na estrutura molecular é difícil, uma vez que foi registada uma grande variedade de compostos com comportamento hidrópico.

Dispersões sólidas

Nesta técnica, um fármaco pouco solúvel é disperso numa matriz sólida hidrofílica altamente solúvel, o que melhora a dissolução do fármaco. As técnicas de dispersão sólida podem produzir produtos eutécticos (mistura a nível não molecular) ou soluções sólidas (mistura a nível molecular). Uma dispersão sólida de carbamazepina em polietilenoglicol 4000 (PEG-4000) aumentou a taxa e a extensão da dissolução da carbamazepina. Neste método, um recipiente de precipitação foi carregado com uma solução de carbamazepina e PEG4000 em acetona, que foi expandida com CO2 supercrítico a partir do fundo do recipiente para obter partículas sem solvente. As dispersões eutécticas são dispersões homogéneas de fármacos cristalinos ou amorfos em suportes cristalinos ou amorfos. Na forma de solução sólida, o fármaco pode ser parcial ou totalmente solúvel na matriz de dispersão. Está disponível comercialmente uma dispersão sólida de griseofulvina e polietilenoglicol 8000 (Gris- PEG®). A presença do fármaco no estado microcristalino, a melhoria da molhabilidade e a formação de formas amorfas de elevada energia livre do fármaco durante a formação da dispersão sólida contribuem para melhorar a solubilização do fármaco. Apesar dos aspectos promissores da melhoria da dissolução e da simplicidade do conceito, a técnica de dispersão sólida não conseguiu ganhar popularidade devido a problemas de fabrico, estabilidade e aumento de escala.

O conceito de dispersões sólidas foi originalmente proposto por Sekiguchi e Obi, que investigaram a geração e o desempenho de dissolução de fundidos eutécticos de um fármaco sulfonamida e um transportador solúvel em água no início de 1960.

As dispersões sólidas representam uma técnica farmacêutica útil para aumentar a dissolução, a absorção e a eficácia terapêutica dos medicamentos em formas de dosagem. Os transportadores hidrofílicos mais utilizados para dispersões sólidas incluem a polivinilpirrolidona, os polietilenoglicóis, o Plasdone-S630, o Tween-80, o Docusate sodium, o Myrj-52, o Pluronic-F68 e o Lauril Sulfato de Sódio. A solubilidade do celecoxib, da halofantrinal e do ritonavir pode ser melhorada por dispersão sólida utilizando transportadores hidrofílicos adequados.

13) Nano-suspensão

Uma nano-suspensão farmacêutica é um sistema bifásico constituído por partículas de fármaco de tamanho nanométrico estabilizadas por surfactantes para utilização oral e tópica ou administração parentérica e pulmonar. A tecnologia de nano-suspensão foi desenvolvida como um candidato promissor para a administração eficaz de fármacos hidrofóbicos. Esta tecnologia é aplicada a fármacos pouco solúveis que são insolúveis tanto em água como em óleos. A distribuição do tamanho das partículas sólidas nas nano-suspensões é geralmente inferior a um mícron, com um tamanho médio de partícula entre 200 e 600 nm. Existem vários métodos para a preparação de nano-suspensões, incluindo a moagem em meio aquoso (nanocristais), a homogeneização a alta pressão em água (dissocubos), a homogeneização a alta pressão em meio não aquoso (nanopure) e a combinação de precipitação e homogeneização a alta pressão (nanoedege).

NANOCRISTAIS PARA AUMENTO DA SOLUBILIDADE

Os nanocristais de fármacos são partículas sólidas puras de fármacos com um diâmetro médio inferior a 1000 nm. Uma nanossuspensão é constituída por nanocristais de fármacos, agentes estabilizadores, tais como tensioactivos e/ou estabilizadores poliméricos, e um meio de dispersão líquido. O meio de dispersão pode ser água, soluções aquosas ou meios não aquosos. O termo nanocristais de fármacos implica um estado cristalino das partículas discretas, mas, dependendo do método de produção, também podem ser parcial ou totalmente amorfos. Os nanocristais de fármacos devem ser distinguidos das nanopartículas poliméricas, que consistem numa matriz polimérica e num fármaco incorporado. Os nanocristais de fármacos não são constituídos por qualquer material de matriz.

Aumento da taxa de dissolução através da nanocristalização

O aumento da solubilidade de saturação e a aceleração da velocidade de dissolução são as características diferenciadoras mais importantes dos nanocristais de fármacos. Em geral, a solubilidade de saturação (cs) é definida como uma constante específica do fármaco, dependendo apenas do solvente e da temperatura. Esta definição só é válida para partículas de fármaco com um tamanho mínimo de partícula na gama dos micrómetros. Uma redução do tamanho das partículas até à gama nanométrica pode aumentar a solubilidade do medicamento. A taxa de dissolução do IFA sólido é proporcional à área de superfície disponível para dissolução, conforme descrito na equação de Nernst-Brunner/Noyes-Whitney 1.2.

$$\frac{dX}{dt} = \frac{A \cdot D}{h}\left(C_s - \frac{Xd}{V}\right)$$

... equação 1.2.

onde

dX/dt=taxa de dissolução,

Xd=quantidade dissolvida,

A=área de superfície da partícula,

D=coeficiente de difusão,

V=volume de fluido disponível para dissolução,

h=espessura efectiva da camada limite.

Com base neste princípio, a micronização de API tem sido amplamente utilizada na indústria farmacêutica para melhorar a biodisponibilidade oral de compostos de medicamentos. É evidente que uma maior diminuição do tamanho das partículas até à gama submicrónica aumentará ainda mais a taxa de dissolução devido ao aumento da área efectiva da superfície das partículas. Por exemplo, no caso do aprepitant, a dispersão de nanocristais com uma dimensão de partícula de 120 nm apresenta um aumento de 41,5 vezes na área de superfície em relação à suspensão padrão de 5 μm. Além disso, conforme descrito pela equação de Prandtl, a espessura da camada de difusão (h) também será reduzida, resultando numa taxa de dissolução ainda mais rápida. Para além da melhoria da taxa de dissolução descrita acima, espera-se também um aumento da solubilidade de saturação do IFA nanométrico, conforme descrito pela equação de Freundlich-Ostwald 1.3:

$$S = S_\infty \exp\left(\frac{2\gamma M}{r\rho RT}\right)$$

equação 1.3.

onde

S=solubilidade de saturação do API nanométrico,

S8=solubilidade de saturação de um cristal API infinitamente grande,

M= é o peso molecular do composto,

R =é uma constante dos gases e

T =é a temperatura.

O aumento da solubilidade leva a um aumento adicional da taxa de dissolução e, consequentemente,

as nanosuspensões atingem frequentemente níveis de exposição significativamente mais elevados em comparação com as suspensões de IFA micronizado, mesmo quando são utilizados os mesmos tensioactivos. Finalmente, o aumento da humidificação da superfície pelos tensioactivos nas formulações de nanosuspensão resulta muito provavelmente num aumento adicional das taxas de dissolução em comparação com as suspensões micronizadas. Os benefícios da nanocristalização foram amplamente investigados e já existem produtos no mercado que utilizam esta tecnologia. Numa experiência com ratos, observou-se que a taxa de absorção do naproxeno aumentou aproximadamente quatro vezes, quando o tamanho das partículas da suspensão foi reduzido de 30 μm para 270 nm. O fármaco administrado em nanosuspensão também causou uma irritação da mucosa gástrica nitidamente menor do que o fármaco administrado em microns.

Noutra experiência realizada em cães, a biodisponibilidade de um fármaco pouco solúvel em água, a cilastazolina, foi aumentada após administração oral, quando foi administrada sob a forma de nanosuspensão, em comparação com um produto de dimensão micrónica. O momento da ingestão de alimentos também não teve qualquer efeito sobre a absorção da nanosuspensão, ao contrário do que aconteceu com o produto micronizado. O primeiro produto comercial no mercado dos Estados Unidos que se baseia numa tecnologia de nanocristalização foi o Rapamune (sirolimus). O Rapamune é uma versão melhorada de um produto antigo - anteriormente, o produto era uma suspensão oral que exigia armazenamento refrigerado, mas como o tamanho das partículas do medicamento foi reduzido para menos de 200 nm, foi possível formular o medicamento como um comprimido.

Vantagens das formulações de nanocristais concebidas para administração oral.

São os seguintes:

• Aumento da taxa de absorção

• Aumento da biodisponibilidade oral

• Efeito rápido

• Melhoria da proporcionalidade da dose

• Redução da dose necessária

• Aplicabilidade a todas as vias de administração em qualquer forma de dosagem. Ao contrário dos medicamentos micronizados, os nanocristais podem ser administrados por várias vias. A administração oral é possível sob a forma de comprimidos, cápsulas, saquetas ou pó; de preferência sob a forma de uma mesa As nanossuspensões também podem ser administradas por via intravenosa devido ao tamanho muito pequeno das partículas e, desta forma, a biodisponibilidade pode atingir 100 %.

- Redução da variabilidade entre alimentação e jejum Desenvolvimento rápido, simples e barato de formulações
- Possibilidade de quantidades elevadas (30-40 %) de carga de fármaco

-Maior **fiabilidade**: Normalmente, os efeitos secundários são proporcionais à concentração do fármaco, pelo que a diminuição da concentração das substâncias activas do fármaco conduz a uma maior fiabilidade para os doentes.

-Estrutura cristalina sustentada: A tecnologia de nanocristais conduz a um aumento da taxa de dissolução em função do aumento da área de superfície obtido pela redução do tamanho das partículas da substância ativa do medicamento para a gama de tamanhos nanométricos, preservando a morfologia cristalina do medicamento.

-Estabilidade melhorada: São sistemas estáveis devido à utilização de um estabilizador que impede a reagregação das substâncias activas do fármaco durante a preparação. A suspensão de nanocristais de fármacos em líquido pode ser estabilizada através da adição de substâncias activas de superfície ou polímeros.

-Aplicabilidade a todos os medicamentos pouco solúveis, uma vez que todos estes medicamentos podem ser diretamente desintegrados em partículas de dimensão nanométrica.

Atualmente, os métodos de preparação de formulações de nanocristais implementados podem ser classificados como "bottom up", "top-down" e "top down and bottom up". A tecnologia "bottom up" começa com a molécula; a substância ativa do medicamento é dissolvida através da adição de um solvente orgânico e, em seguida, o solvente é removido por precipitação. A tecnologia "top-down" aplica métodos de dispersão utilizando diferentes tipos de técnicas de moagem e homogeneização. A tecnologia "Top down" é mais popular do que a tecnologia "Bottom up"; é conhecida como "nanosizing". Por outras palavras, é um processo que decompõe grandes partículas cristalinas em pequenos pedaços.

Na tecnologia "top down e bottom up", ambos os métodos são utilizados em conjunto.

Tecnologia ascendente

A tecnologia "bottom up" baseia-se na precipitação. O princípio deste método baseia-se na dissolução da substância ativa do medicamento num solvente orgânico, que é depois adicionado a um anti-solvente (miscível com o solvente orgânico). Em seguida, na presença de estabilizadores, os nanocristais são precipitados. Este processo é também conhecido como tecnologia hidrossol. Por exemplo, o solvente pode ser vertido no não-solvente a uma velocidade constante, na presença de um estabilizador de alta

agitador de velocidade. As principais abordagens incluem a utilização de misturadores estáticos ou micro-misturadores, que simulam as condições de precipitação num pequeno volume (ou seja, simulando condições à escala laboratorial). No caso dos micro-misturadores, o aumento de escala pode ser efectuado de uma forma simples, organizando muitos micro-misturadores em paralelo. Este equipamento é relativamente simples e de custo relativamente baixo (o que não é necessariamente válido para os micromisturadores). A vantagem básica da técnica de precipitação é o facto de ser simples e ter um baixo custo. Além disso, o aumento de escala é simples neste método. Exemplos de produtos fabricados pelo método de precipitação são, Hydrosols e NanomorphTM, que são desenvolvidos pela Sucker e Soliqs/Abbott respetivamente.

Deve ter-se em conta que vários parâmetros, como a velocidade de agitação, a temperatura, a taxa de solvente/não-solvente, a concentração do fármaco, a viscosidade, o tipo de solvente e o estabilizador, devem ser controlados para obter nanocristais homogéneos através desta técnica. No entanto, isto é problemático para os medicamentos recentemente desenvolvidos, que são geralmente insolúveis em meios aquosos e orgânicos. Em segundo lugar, este solvente tem de ser miscível com pelo menos um não solvente. Os resíduos do solvente têm de ser removidos, aumentando assim os custos de produção.

Técnicas top-down

Fresagem de pérolas/bolas:

Nesta técnica, o medicamento, juntamente com o meio de moagem, o meio de dispersão (geralmente água) e o estabilizador, é introduzido na câmara de moagem. As bolas de moagem ou pequenas pérolas são utilizadas como meios de moagem. O movimento do meio de moagem gera forças de cisalhamento elevadas e forças de impacto que conduzem à redução do tamanho das partículas. Esta tecnologia foi desenvolvida por Merisko-Liversidge *et al.*

As pérolas ou esferas são constituídas por pérolas revestidas de cerâmica (dióxido de zircónio estabilizado com cério ou ítrio), vidro, aço inoxidável ou resina de poliestireno altamente reticulada. São utilizados dois princípios básicos de moagem. O material de moagem pode ser movido por um agitador ou o recipiente completo pode ser movido num movimento complexo. Neste último método, os grandes lotes são difíceis de processar, pelo que os moinhos que utilizam agitadores são geralmente preferidos para grandes lotes. O tempo de moagem depende, no entanto, de vários factores, tais como a dureza dos fármacos, o teor de tensioactivos, a viscosidade, a temperatura, o consumo de energia e a dimensão do meio de moagem. O tempo de moagem pode durar de 30 minutos a várias horas. As vantagens da moagem Pearl incluem o baixo custo, a tecnologia simples e a capacidade de produção em grande escala. As desvantagens associadas a este processo são a erosão do material de moagem, que conduz à contaminação do produto, a aderência do produto à superfície interna do moinho e à superfície das pérolas de moagem, longos tempos de moagem (no caso de fármacos duros), o potencial crescimento de germes na fase aquosa (quando a moagem é prolongada), o tempo e os custos associados ao processo de separação do material de moagem da suspensão de nanopartículas de fármacos, especialmente quando se produzem produtos estéreis por via parentérica.

A formação de micropartículas de vidro quando se utilizam esferas de vidro como meio de moagem. A erosão das esferas de vidro pode ser reduzida quando estas são revestidas com resina de poliestireno altamente reticulada. O desperdício do fármaco devido à aderência à superfície de moagem é significativo no caso de fármacos muito caros, particularmente quando são processadas quantidades muito pequenas. Os primeiros quatro produtos comercializados que contêm nanocristais, como o Rapamune®, o Emend®, o Tricor® e o Megace ES®, foram preparados pela tecnologia de moagem Pearl da Elan nanosystems.

Técnica de homogeneização a alta pressão

Esta técnica tem sido aplicada há muitos anos para a produção de emulsões e suspensões. Existem três tecnologias importantes para a produção de nanocristais utilizando métodos de homogeneização

- Tecnologia de microfluidificador (tecnologia IDD-PTM)
- Homogeneização por pistão em água (tecnologia Dissocubes®)
- μ Homogeneização por pistão em misturas de água ou em meio não aquoso

De cima para baixo e de baixo para cima (tecnologias combinadas)

O termo tecnologia combinada tem sido utilizado para tecnologias que combinam uma fase de pré-tratamento seguida de uma homogeneização de alta energia

Tecnologia NANOEDGE®-

(Microprecipitação e Homogeneização). A tecnologia NANOEDGE® foi introduzida pela Baxter e envolve uma combinação de precipitação seguida de um processo de recozimento. O processo de recozimento é efectuado utilizando energia elevada, como forças de cisalhamento elevadas e/ou energia térmica. Quando as nanopartículas de fármacos são produzidas apenas pelo método de precipitação, as nanopartículas precipitadas têm tendência para crescer. Além disso, as partículas precipitadas podem ser amorfas ou parcialmente amorfas. Após a conservação, as partículas amorfas podem voltar a cristalizar-se, o que pode levar a uma diminuição da biodisponibilidade do fármaco. A tecnologia combinada, por outro lado, tem o potencial de ultrapassar estes problemas, em primeiro lugar, através da prevenção do crescimento de cristais e, em segundo lugar, através da redução da incerteza da formação do estado cristalino ou amorfo, uma vez que o processo de recozimento converte todas as partículas precipitadas para o estado cristalino. A tecnologia

NanoedgeTM é particularmente adequada para medicamentos solúveis em meios não aquosos com baixa toxicidade, como a N-metil-2-pirrolidinona. Mas a desvantagem deste método é o seu custo, especialmente no caso da preparação de produtos parenterais estéreis.

Tecnologia SmartCrystal

Esta tecnologia foi inicialmente desenvolvida pela PharmaSol GmbH, tendo sido posteriormente adquirida pela Abbott. Trata-se de uma caixa de ferramentas de diferentes processos combinados em que as variações do processo podem ser escolhidas em função das características físicas do medicamento (como a dureza). O processo H42 envolve uma combinação de secagem por pulverização e HPH. Os nanocristais de fármacos podem ser produzidos muito mais rapidamente em um ou poucos ciclos de homogeneização. Os processos H69 (precipitação e HPH) e H96 (liofilização e HPH) produzem nanocristais de anfotericina B numa gama de tamanhos de cerca de 50 nm. S. Kobierski *et al.* produziram nanocristais num processo em duas fases, ou seja, pré-moagem seguida de homogeneização a alta pressão (HPH). As nanosuspensões de hesperidina ativa para cosméticos foram produzidas por um processo de moagem de bolas e por um processo combinado. Ambas as nanosuspensões preparadas foram mantidas para armazenamento.

Verificou-se que a nanosuspensão preparada com a tecnologia SmartCrystal® tem um tamanho mais pequeno, o que indica uma melhor estabilidade física. Além disso, a técnica combinada é mais rápida e mais económica em comparação com a HPH isolada. Outra descoberta do estudo foi que a aplicação de diferentes pressões de homogeneização (por exemplo, 300 e 500 bar) foi igualmente eficiente.

Por conseguinte, durante a produção em grande escala, podem ser preferidas pressões de homogeneização baixas (300 bar) para reduzir o desgaste da máquina.

Processamento de nanosuspensão para formar nanocristais

A nanonização de fármacos através de várias técnicas resulta geralmente num produto líquido denominado nanosuspensão. Mas estas nanosuspensões só são utilizadas diretamente como produto final em alguns casos especiais, por exemplo, como formas de dosagem pediátricas ou geriátricas. Na maioria dos casos, é preferível uma forma de dosagem seca (particularmente para administração oral), que pode ser

1) Para maior comodidade,
2) Para conseguir uma administração controlada do medicamento,
3) Para evitar a degradação do medicamento,

4) Para permitir um melhor direcionamento dos medicamentos,
5) Para aumentar a estabilidade física para armazenamento a longo prazo e
6) Para obter uma suspensão fina e não agregada no trato gastrointestinal após administração oral.

Nestes casos, a nanosuspensão tem de ser transformada em formas sólidas, que podem ser cristalinas (nanocristais) ou amorfas (nanomorfos). Para o efeito, são utilizadas várias técnicas, como a secagem por pulverização, a liofilização, a peletização ou a granulação.

Secagem por pulverização:

A secagem por pulverização é um método simples e económico, pelo que é adequado para a produção industrial. Este método é utilizado para a nanosuspensão de fármacos produzida por homogeneização a alta pressão e é uma solução aquosa de materiais de matriz solúveis em água, por exemplo, polímeros (PVP, PEG de cadeia longa ou álcool polivinílico), açúcares (sacarose, lactose) ou álcoois de açúcar como o manitol e o sorbitol. Na etapa seguinte, a nanosuspensão aquosa do fármaco pode ser seca por pulverização em condições adequadas. O pó seco resultante consiste em nanocristais de fármaco incorporados numa matriz solúvel em água.

A capacidade de carga do pó sólido com nanocristais de fármacos pode ser ajustada variando as concentrações de tensioactivos na nanosuspensão aquosa original. As vantagens deste método são o facto de os nanocristais de fármaco permanecerem fixos na matriz. O seu contacto físico é evitado, pelo que as probabilidades de instabilidades físicas a longo prazo, como a agregação e o amadurecimento de Ostwald , são minimizadas. Exceder uma determinada capacidade máxima de carga da matriz com nanocristais de fármaco tem um efeito negativo crescente no crescimento e libertação dos cristais sob a forma de dispersão fina. O pó nanométrico seco por pulverização pode ser colocado em cápsulas de gelatina dura ou saquetas ou pode ser utilizado para fazer comprimidos. As nanopartículas de fármaco produzidas em PEG 600 ou Miglyol podem ser enchidas diretamente em cápsulas de gelatina mole.

Liofilização:

Outro método para remover a água da formulação é a liofilização. No entanto, este é um processo complexo e dispendioso e o produto obtido é altamente sensível aos parâmetros do processo. Este método não é adequado para a produção industrial. Uma nova técnica baseada na liofilização foi desenvolvida por de waard et.al. Nesta técnica, uma mistura de fármaco, solvente e manitol é arrefecida rapidamente, resultando na separação do fármaco sob a forma de nanocristais envoltos numa matriz de manitol. Esta matriz aumenta a estabilidade do fármaco nanocristalizado, sem a qual os cristais podem aderir uns aos outros e formar um grande cristal. De Waard desenvolveu também um método de liofilização por pulverização que permite a aplicação do processo à escala industrial. Outro método desenvolvido pelo mesmo autor foi um método de liofilização por pulverização que poderia simplificar a aplicação industrial deste processo. A liofilização de nanopartículas de fármacos produzidas em meios com redução de água pode ser utilizada para produzir FDDS (Fast Dissolving Drug Delivery Systems). Para aplicação parentérica, o Nanopure pode ser liofilizado e reconstituído antes da injeção com meios isotónicos (por exemplo, água com glicerol).

Peletização:

São conhecidas várias técnicas de peletização, mas as mais utilizadas são

1) Extrusão-esferonização e
2) Revestimento de fármacos em esferas de açúcar.

A técnica de peletização é selecionada com base no teor de fármaco necessário, nas propriedades do fármaco e no equipamento disponível. Independentemente da técnica de peletização aplicada, obtém-se uma forma de dosagem multiparticulada, como um sistema de pellets revestidos.

Estas formas de dosagem multiparticuladas apresentam vantagens distintas em relação às formas de dosagem unitárias, tais como um esvaziamento gástrico mais rápido e mais previsível e uma distribuição mais uniforme do fármaco no TGI em diferentes indivíduos.

Seleção de estabilizadores para a preparação de nanocristais

A seleção dos estabilizadores é muito importante nas formulações de nanocristais, uma vez que o tipo e a concentração do estabilizador afectam o tamanho final das partículas e, além disso, os estabilizadores impedem a agregação dos nanocristais. Os polímeros ou agentes activos de superfície exercem o seu efeito cobrindo a superfície dos nanocristais de fármacos e proporcionando estabilização através da criação de uma barreira estérica. No tamanho nano, as forças entre as partículas devido à dispersão ou às forças de van der Waals entram em ação. As partículas nanométricas com uma área de superfície elevada têm uma energia livre de superfície (ΔG) elevada. Assim, as partículas tendem a aglomerar-se para diminuir a energia livre de superfície, o que leva a um aumento do tamanho das partículas e a uma redução da área de superfície. Por conseguinte, um estabilizador conduz a uma diminuição da ΔG, diminuindo a tensão interfacial.

A concentração do estabilizador é um fator importante que afecta a estabilidade física do produto final. Além disso, os tensioactivos ajudam frequentemente na humidificação, estabilização eletrostática e dispersão das partículas do medicamento, que são normalmente muito hidrofóbicas. A hidroxipropilcelulose (HPC), a hidroxipropilmetilcelulose (HPMC), a povidona (PVP K30) e os plurónicos (F68 e F127) são polímeros adequados para utilização como estabilizadores. As cadeias devem ser suficientemente longas para proporcionar uma camada estérica, mas não demasiado grandes para retardar a dissolução. O polissorbato 80 (não iónico), o laurilsulfato de sódio (SLS) e o docusato de sódio (DOSS) (ambos aniónicos) são alguns exemplos de estabilizadores tensioactivos adequados para a estabilidade física. Vários estabilizadores como o dodecil sulfato de sódio (SDS), o álcool polivinílico (PVA), o tween® 80 e o poli-xâmero® 188 foram utilizados para preparar nanocristais.

Limitações da tecnologia de nanocristais de fármacos: Muitos sistemas de administração de nanopartículas estão sob investigação académica. Mas apenas alguns chegaram ao mercado. Isto pode dever-se à falta de dados sobre nanotoxicidade e citotoxicidade, à falta de aceitação regulamentar dos excipientes, à falta de linhas de produção em grande escala que possam ser validadas e aceites pelas autoridades regulamentares. A nanotoxicidade pode ser atribuída à pequena dimensão (inferior a cerca de 150 nm) dos nanocristais, o que lhes permite aceder a qualquer célula do corpo através da pinocitose. Este facto aumenta o risco de citotoxicidade. Além disso, esta tecnologia requer equipamentos dispendiosos que aumentam o custo do produto final. A utilização desta técnica restringe-se apenas aos fármacos da classe II da BCS. Além disso, a produção de nanocristais e a sua estabilidade dependem da estrutura molecular do fármaco. Por este motivo, apenas determinadas categorias de fármacos serão candidatos adequados a esta técnica.

Está bem explicado que a solubilidade, a dissolução e a permeabilidade gastrointestinal são parâmetros fundamentais que controlam a taxa e a extensão da absorção do fármaco e a sua biodisponibilidade. Por conseguinte, a fraca solubilidade aquosa constitui um grande desafio para o desenvolvimento de formulações, pelo que os cientistas se preocupam em melhorar a biodisponibilidade oral de fármacos pouco solúveis. o NTD, um antagonista dos canais de cálcio di-hidropiridina, é um fármaco típico pouco solúvel em água. No caso destes compostos do tipo BCS II, a taxa e o grau de absorção a partir do trato gastrointestinal são geralmente controlados e limitados pelo processo de dissolução. A semi-vida plasmática do NTD é de 12-22 horas, a biodisponibilidade é de 16-23% e o coeficiente de partição, ou seja, o valor log P, é de 2,88. Foram efectuadas numerosas tentativas para ultrapassar a solubilidade da NTD e melhorar a sua dissolução. Algumas destas tentativas incluem nanopartículas à base de alginato, nanopartículas de lípidos sólidos de behenato de glicerilo, pró-fármacos de lopinavir à base de péptidos, nanopartículas à base de poli(ácido lático-co-glicólico) (PLGA). No entanto, estas formulações de nanopartículas sofrem de uma fraca carga de fármaco e do envolvimento de múltiplas etapas complicadas nas suas formulações. Mesmo a sua utilização comercial é limitada devido a problemas de estabilidade devido à natureza amorfa do fármaco produzido.

Atualmente, os nanocristais são considerados como uma opção de formulação para fármacos com fraca solubilidade e taxa de dissolução. Os nanocristais consistem em partículas cristalinas estabilizadas de tamanho submicrónico do fármaco em meio líquido, geralmente água. Podem ser produzidos por técnica de precipitação (abordagem ascendente) ou por redução de tamanho (abordagem descendente).

Os nanocristais de fármacos são nanopartículas compostas por 100% de fármaco sem qualquer material de matriz e o tamanho médio das partículas é inferior a 1μm.

O termo nanocristal de fármaco implica um estado cristalino das partículas discretas, mas dependendo do método de produção, podem ser parcial ou completamente amorfas. A nanonização de fármacos hidrofóbicos na presença de tensioactivos é uma das abordagens importantes para aumentar a velocidade de dissolução de componentes pouco solúveis. No processo de nanonização, as partículas hidrofóbicas grosseiras do fármaco são convertidas em partículas de pequenas dimensões. A redução do tamanho das partículas de fármaco é normalmente efectuada na presença de diferentes tensioactivos que conferem estabilidade física aos nanocristais e vice-versa, aumentando a propriedade molhante das partículas de fármaco nanométricas.

O objetivo da presente investigação foi preparar nanocristais de NTD estabilizados com polaxamer 188 utilizando o método de precipitação anti-solvente e investigar a influência das variáveis da formulação nas características dos nanocristais. Foram estudados a caraterização do estado sólido, o tamanho das partículas (PS), o potencial zeta (ZP), o índice de polidispersão, a solubilidade de saturação, a libertação *in vitro* e os parâmetros de cristalinidade do fármaco dos nanocristais liofilizados.

MATERIAIS E MÉTODOS

A nitrendipina (NTD) foi obtida como uma amostra de oferta da US Vitamin Ltd. Mumbai, Índia. O poloxâmero foi adquirido à Sigma chemicals, Mumbai. O álcool polivinílico foi adquirido à Alpha Chemicals, Ahmedabad. Todos os outros solventes e reagentes utilizados neste trabalho eram de grau analítico/HPLC e foram utilizados conforme previsto.

Estudos de pré-formulação:

A NTD foi avaliada visualmente quanto ao estado físico e à cor, odor e sabor. O ponto de fusão da nitrendipina foi determinado pelo método do tubo capilar aberto. O estudo de compatibilidade do NTD com o Poloxamer188 foi determinado utilizando espectros FTIR registados no número de ondas 400-4000 cm-1.

Formulação de nanocristais de nitrendipina:

A formulação de nanocristais de NTD, a seleção do estabilizador e a sua concentração é um passo muito importante. Os dois estabilizadores diferentes (Poloxamer 188 e álcool polivinílico) foram avaliados e a seleção do estabilizador foi feita com base na sua natureza hidrofílica. Formular três lotes para cada estabilizador, variando a sua concentração (0,10%, 0,15%, 0,20%) e determinar o tamanho das partículas desses lotes. A concentração do estabilizante dá um tamanho de partícula mais pequeno do que essa concentração e esse estabilizante foi utilizado para a formulação de nanocristais de NTD.[19,20] A formulação dos nanocristais de NTD é apresentada na tabela 2.

A nanosuspensão de NTD foi preparada pelo método de precipitação anti-solvente. Resumidamente, o fármaco NTD de diferentes concentrações 20mg e 30mg foi dissolvido em três solventes orgânicos diferentes (DMSO, acetona, acetonitrilo) e a concentração de 0,15% de Poloxamer 188 foi dissolvida em água, ou seja, a água actuou como anti-solvente. O anti-solvente foi arrefecido a uma temperatura inferior a 5°C num banho de água gelada. Em seguida, adicionou-se gota a gota a solução orgânica em 50 ml do anti-solvente pré-arrefecido a uma velocidade de agitação de 1000 rpm. A nanossuspensão foi preparada adicionando rapidamente a quantidade de microlitros de solução de fármaco a uma quantidade de mililitros de água, com agitação contínua num agitador magnético a 1000 rpm. O solvente foi removido por agitação a 1000 rpm durante as 2 horas seguintes.

A otimização dos parâmetros para a preparação de nanocristais de NTD foi a seguinte: taxa de adição da fase orgânica 0,5 ml/min, tamanho da agulha 26 ½ calibres, tempo de agitação 2 horas, proporção de fase orgânica: fase aquosa 1:1. A nanosuspensão de NTD foi liofilizada, 5 ml de suspensão de nanocristais foram enchidos em frascos de vidro de 10 ml, tapados com rolhas e colocados num liofilizador (LABCONCO)

Tabela 2. Formulação de nanocristais de NTD

Batches	Organic solvent	NTD	Stabilizer concentration	Stirring speed (rpm)
SN1	DMSO	20mg	0.15%	800
SN2		30mg	0.15%	800
SN3	Acetone	20mg	0.15%	800
SN4		30mg	0.15%	800
SN5	Acetonitrile	20mg	0.15%	800
SN6		30mg	0.15%	800

Estudo de solubilidade de saturação:

Uma quantidade pesada de NTD, 10 mg, e o nanocristal equivalente a 10 mg do fármaco foram introduzidos separadamente em frascos cónicos de 25 ml contendo 10 ml de água destilada e tampão fosfato com pH 1,2. Os frascos fechados foram agitados com um agitador rotativo controlado por termóstato durante 24 horas a uma temperatura de 37 °C e equilibrados durante 2 dias. Uma alíquota foi passada através de um filtro de membrana de 0,45 µm e o filtrado foi adequadamente diluído e analisado utilizando o espetrofotómetro de feixe duplo UV-visível (Jasco V-630) no λmax predeterminado (236 nm).

Caracterização de nanocristais de NTD:

Análise do tamanho das partículas:

O tamanho das partículas da formulação de nanocristais foi determinado utilizando um analisador de tamanho de partículas (Malvern Zetasizer Ver. 7.11 UK). O tamanho e a distribuição do tamanho das partículas de nanocristais foram determinados através do analisador de tamanho de partículas, após diluição com água, e os diâmetros indicados foram calculados utilizando a distribuição média do tamanho das partículas. As medições foram efectuadas em triplicado utilizando um ângulo de dispersão de 90° a 25°C.

Análise do potencial zeta:

A medição do potencial zeta é também um pré-requisito para conhecer a estabilidade da nanosuspensão. O potencial zeta é uma medida da carga superficial das partículas e, por conseguinte, confere a estabilidade coloidal devido à repulsão partícula-partícula, uma vez que a agregação de partículas é menos provável para partículas carregadas (um potencial zeta elevado). Assim, a previsão do potencial zeta também permite a previsão da estabilidade dos nanocristais. O potencial zeta da superfície das partículas nanosuspensas foi determinado por mobilidade electroforética num aparelho como um zetasizer Malvern (Malvern Instruments, Reino Unido) equipado com software adequado e calibrado com o padrão fornecido.

Rendimento do processo de liofilização:

A quantidade de produto obtida após a conclusão do processo é determinada pelo rendimento do processo. Resumidamente, o pó obtido por liofilização foi recolhido e o rendimento do produto foi obtido através da seguinte equação1.

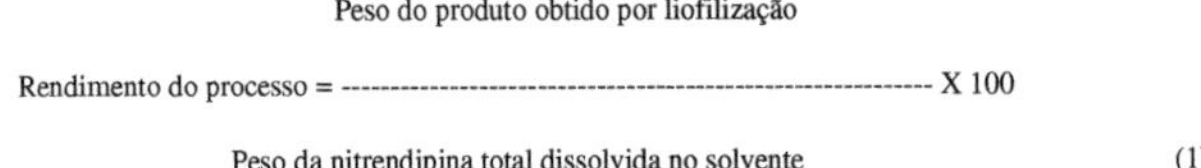

$$\text{Rendimento do processo} = \frac{\text{Peso do produto obtido por liofilização}}{\text{Peso da nitrendipina total dissolvida no solvente}} \text{ X } 100 \quad (1)$$

2.3.3. Percentagem de droga:

O pó de nanocristais liofilizado (10 mg) foi dissolvido em 1 ml de metanol e o volume foi completado até à marca num balão volumétrico de 10 ml com tampão fosfato pH 1,2. 0,1 ml da solução acima referida foi diluído para 10 ml e analisado por espetrofotometria a 236 nm. O teor de NTD nos nanocristais (% w/w) foi calculado utilizando a curva de calibração.

Estudo de libertação *in vitro*:

Os estudos de libertação do fármaco *in vitro* foram realizados num aparelho de dissolução USP tipo I (Electrolab), de acordo com o procedimento de dissolução da United State Pharmacopoeia. Os nanocristais de todos os lotes foram colocados em cápsulas de gelatina dura (cápsula n.º 03). A cápsula de gelatina dura colocada no cesto de dissolução foi carregada com 900 ml de tampão ácido pH 1,2 com 0,5% de SDS a 37 ± 0,5 °C com uma velocidade de 100 rpm. Cada amostra (5 ml) foi retirada aos 15, 30, 45 e 60 minutos. O mesmo volume foi substituído por meio de dissolução no frasco para manter um volume constante. As amostras foram filtradas e adequadamente diluídas. A quantidade de fármaco dissolvido foi determinada por espetroscopia UV a λmax 236 nm.

Espectrofotometria de infravermelhos com transformada de Fourier: O espetro de FTIR mostra os picos fundamentais correspondentes à natureza química do fármaco e dos excipientes. Foram efectuados estudos de FTIR para determinar qualquer interação possível entre o medicamento e os excipientes utilizados. O espetro de absorção de IV do NTD foi determinado por um espetrofotómetro de infravermelhos com transformada de Fourier (modelo Jasco-V-530). Os espectros foram registados no número de onda 400-4000 cm^{-1} . Foram registados os espectros de infravermelhos do medicamento puro e dos lotes optimizados. A partir da análise do espetro, foi determinada a compatibilidade dos ingredientes nas formulações.

Estudos de difração de raios X:

Os padrões de XRD foram registados num difratómetro de raios X (PW 1729, Philips, Países Baixos). As amostras foram irradiadas com radiação Cu-Ka monocromatizada (1,542A°) e analisadas de 50 a 500 2θ. A tensão e a corrente utilizadas foram 30 kV e 30 mA, respetivamente. O procedimento de XRD para estimar o grau de cristalinidade baseou-se na medição da dispersão total e da dispersão da região cristalina das formulações e do medicamento puro.

Calorimetria diferencial de varrimento:

Os estudos DSC foram efectuados com o instrumento Mettle-Toledo DSC 821. Foram utilizados padrões de índio e zinco para calibrar a escala de temperatura e entalpia do DSC. Os nanocristais liofilizados do lote optimizado e o fármaco puro foram hermeticamente fechados em cadinhos de alumínio e aquecidos a uma taxa constante de 10°C/min. num intervalo de temperatura de 25-300°C. A atmosfera inerte foi mantida por purga de azoto gasoso a um caudal de 50 ml/min. Foi utilizada uma panela de alumínio vazia como referência padrão e os resultados foram obtidos em triplicado para cada amostra.

Microscopia eletrónica de varrimento:

As características da superfície da formulação selecionada foram observadas utilizando um microscópio eletrónico de varrimento (JSM-6360; JEOL, Tóquio, Japão). As amostras foram revestidas a ouro sob vácuo e depois examinadas. A aceleração durante a observação foi de 25 kV.

Estudos de estabilidade:

Os estudos de estabilidade foram efectuados de acordo com as directrizes ICH Q1A (R^2). As formulações de nanocristais foram colocadas em cápsulas de gelatina duras vazias (tamanho 03) e sujeitas a estudos de estabilidade a 40°C ±2°C e 75% ±5°C de HR. As amostras foram carregadas em câmaras de estabilidade (Aditi, Mumbai, Índia) com controlo da humidade e da temperatura. As amostras foram retiradas a intervalos especificados para análise durante um período de 30, 60 e 90 dias. Foram efectuados testes de dissolução *in vitro* e calculada a percentagem de libertação cumulativa do medicamento. Foram determinados a libertação percentual cumulativa, o tamanho médio das partículas, o PDI e o potencial zeta.

RESULTADOS E DISCUSSÃO

O fármaco NTD foi encontrado como sendo de cor amarela fraca, inodoro, sólido cristalino e ponto de fusão 156-160ºC, que cumpre o limite E.P.. Os nanocristais de NTD foram preparados com sucesso pelo método de precipitação anti-solvente. Os nanocristais obtidos foram avaliados para análise do tamanho das partículas, potencial zeta, solubilidade de saturação e caraterização do estado sólido por XPRD, DSC, FTIR e análise SEM. Os estudos de compatibilidade de NTD e excipientes foram efectuados através de estudos FTIR. Os espectros de FTIR revelaram que os picos fundamentais da NTD foram mantidos na mistura física, indicando a ausência de qualquer interação química entre eles. O espetro de FTIR do medicamento puro Nitrendipina e da mistura física é apresentado nas figuras 1 e 2.

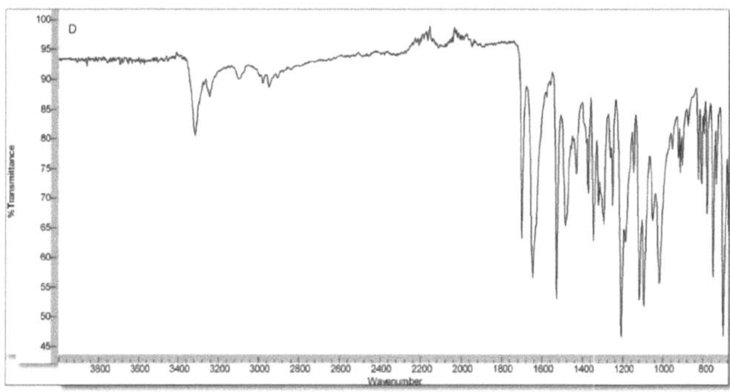

Figura 4: Espectro FTIR do medicamento puro Nitrendipina

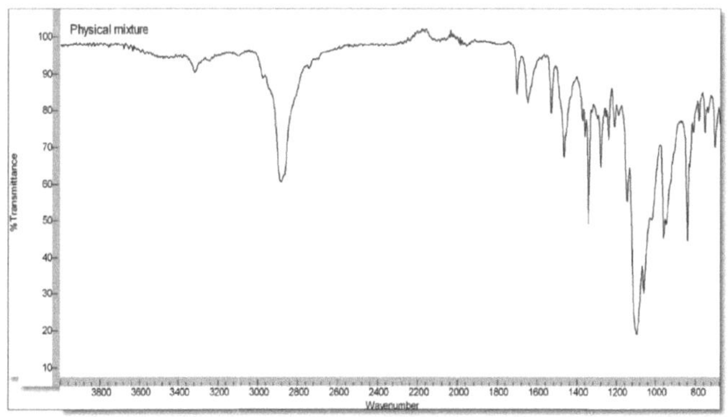

Figura 5: Espectro FTIR da mistura física

Seleção do tensioativo e sua concentração:

Seleção do melhor tensioativo de entre o Poloxamer188 e o PVA com base na sua hidrofilicidade. Formular os nanocristais utilizando estes dois estabilizadores diferentes. Para cada estabilizador, foram preparados três lotes, variando a sua concentração (0,10%, 0,15%, 0,20%). A concentração dos tensioactivos foi optimizada em função do tamanho das partículas resultantes e do índice de polidispersibilidade de cada lote. Quando se utilizou o tensioativo poloxamer188, observou-se um tamanho de partícula e um PDI de 355 nm-435 nm e 0,255-0,342 em comparação com o PVA de 520 nm-545 nm e 0,534 -0,601. O Poloxamer188 foi utilizado como tensioativo para estabilizar a superfície dos nanocristais de forma mais eficaz, com um tamanho de partícula mais pequeno e uma distribuição de tamanho de partícula mais estreita, em comparação com o PVA. Assim, a concentração de 0,15% de Poloxamer188 dá um tamanho de partícula menor em comparação com outros estabilizadores e concentrações, pelo que esta concentração foi selecionada para a formulação de nanocristais de nitrendipina. A concentração do estabilizador e o seu tamanho de partícula são apresentados na tabela 3.

Tabela 3: Concentração de estabilizador e respetivo tamanho de partícula

Sr. No	Stabilizer	Batch Code	Stabilizer Concentration % w/v	Mean particle size (nm)	PDI
1.	Poloxamer 188	P M1	0.10	434	0.342
		PM2	0.15	355	0.255
		P M3	0.20	391	0.297
2.	PVA	P V1	0.10	520	0.534
		P V2	0.15	566	0.601
		P V3	0.20	545	0.587

Estudo de solubilidade de saturação:

O lote optimizado de SN1 apresentou a solubilidade mais elevada em água (0,067 mg/ml), em comparação com a nitrendipina pura (0,0022 mg/ml), que é 30,45 vezes superior à NTD pura, respetivamente. Outras formulações de nanocristais dos lotes SN2, SN3, SN4, SN5 e SN6 também demonstraram aumentar a solubilidade em água, que era 26 a 28 vezes superior à da nitrendipina pura, mas inferior à da formulação SN1. A solubilidade da formulação SN1 em tampão ácido de pH 1,2 foi de 0,136 mg/ml. Assim, a solubilidade desta formulação foi melhorada 38,85 vezes em comparação com a nitrendipina pura. A solubilidade de saturação dos nanocristais em água destilada e tampão fosfato pH 1,2 é apresentada na tabela 4.

Quadro 4: Solubilidade de saturação de todos os lotes

Solvent	Pure drug	SN1	SN2	SN3	SN4	SN5	SN6
Distilled water	0.0022± 0.02	0.067± 0.04	0.065± 0.01	0.058± 0.05	0.059± 0.02	0.062± 0.01	0.059± 0.04
Phosphate Buffer PH 1.2	0.0035± 0.05	**0.136± 0.03**	0.129± 0.04	0.119± 0.02	0.116± 0.01	0.121± 0.04	0.127± 0.02

***Indica a média de triplicados ±SD (n=3)**

Caracterização de nanocristais de NTD:

Análise do tamanho das partículas (PSA):

O PSA e o PDI de todas as formulações foram medidos por dispersão dinâmica da luz (DLS; Malvern Zeta Sizer, Nano-ZS90, Reino Unido). Verificou-se que o tamanho de partícula mais pequeno foi observado na formulação SN1, SN3, SN5 em comparação com as outras formulações. As formulações SN1, SN3 e SN5 têm um tamanho médio de partícula de 335 nm, 369nm e 424nm, enquanto os lotes SN2, SN4 e SN6 têm um tamanho médio de partícula entre 419nm e 553nm. Isto pode ser explicado pela diminuição da tensão superficial através do aumento da concentração de surfactante, o que facilita a redução do tamanho e estabiliza os nanocristais formados com a inibição da agregação. Além disso, o PDI diminuiu significativamente com o aumento da concentração de surfactante. O valor mais baixo de PDI foi observado na presença de 0,15% de concentração de tensioativo Poloxamer. Estes resultados são consistentes com o facto de o aumento da concentração de tensioativo conduzir a uma diminuição significativa do tamanho dos nanocristais e do PDI. Os tamanhos das partículas, o PDI e o potencial zeta de todas as formulações são apresentados na tabela 5 e a distribuição do tamanho das partículas do lote SN1 na figura 6.

Tabela. 5. Tamanho médio das partículas de todos os lotes de nanocristais.

Batch Codes	Mean Particle Size (nm)	Polydispersity Index (PI)	Mean Zeta Potential (mV)
SN1	335	0.262	-41.8
SN2	443	0.476	-20.5
SN3	369	0.373	-29.3
SN4	419	0.520	-24.5
SN5	424	0.453	-22.5
SN6	553	0.606	-25.1

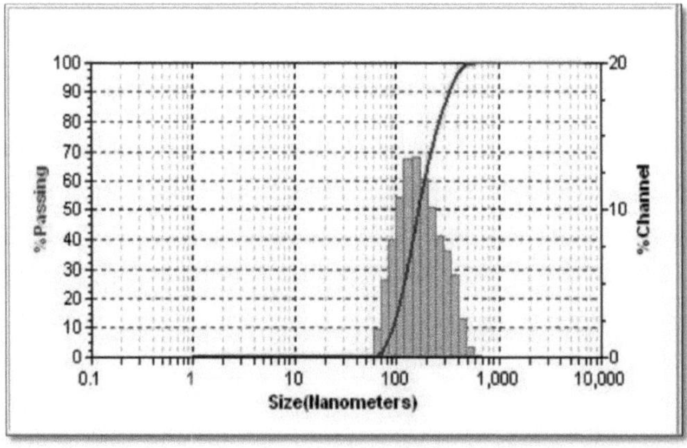

Figura 6: Distribuição do tamanho das partículas do lote SN1

Análise do potencial zeta:

O valor do potencial zeta de todos os lotes situou-se no intervalo de -20,5 a - 41,8 mV, o lote optimizado SN1 apresentou um potencial zeta médio de -41,8 mV, o que significa que a formulação optimizada é mais estável do que os outros lotes. Valores elevados de ZP indicam a estabilidade física dos nanocristais preparados com baixa probabilidade de agregação e crescimento de cristais. O potencial zeta do lote SN1 é apresentado na figura 7.

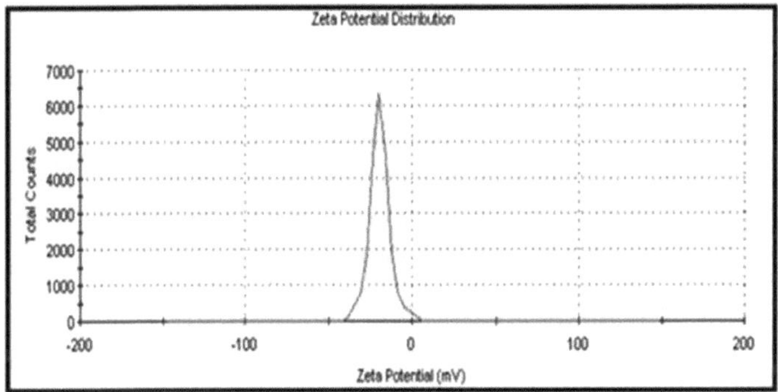

Figura 7: Potencial Zeta do lote SN1

Rendimento do processo de liofilização:

O rendimento do processo de liofilização obtido com o parâmetro optimizado situou-se no intervalo de 60-85%. O rendimento da liofilização de todos os lotes da formulação foi apresentado na tabela 6.

Tabela 6: Rendimento de liofilização de todos os lotes de formulação

Batch Code	% process Yield
SN1	85
SN2	80
SN3	60
SN4	65
SN5	70
SN6	65

3.3.4. Estudo de libertação *in vitro*:

O lote de formulação de nanocristais SN1 apresentou uma percentagem de libertação de fármaco significativamente mais elevada em comparação com outros lotes de formulação. A percentagem cumulativa de libertação do fármaco do lote optimizado F6 foi de 92,20% em 3 horas. Além disso, o aumento da taxa de dissolução causado pela redução da PS pode ser explicado pela diminuição da espessura da camada de difusão. O aumento da área de superfície descrito pela equação de Noyes-Whitney e a maior relação superfície/volume permitiram a hidratação numa área de superfície maior e, consequentemente, resultaram num aumento da dissolução do fármaco. Por conseguinte, a diminuição do tamanho das partículas obtida terá um efeito significativo na solubilidade e dissolução do fármaco. A libertação do fármaco in vitro para os lotes de formulação SN1-SN6 é apresentada na figura 8.

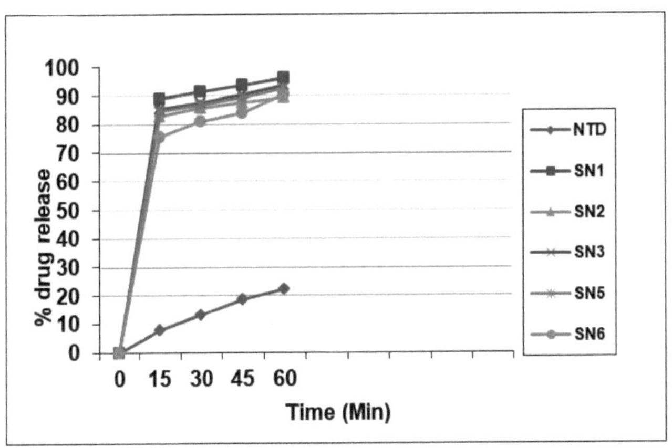

Figura 8: Libertação do fármaco in vitro para os lotes de formulação SN1-SN6

Espectrofotometria de infravermelhos com transformada de Fourier:

Os estudos de FTIR revelaram que os picos fundamentais da NTD foram mantidos na formulação optimizada, indicando a ausência de qualquer interação química entre a NTD e os excipientes utilizados. Assim, estes excipientes foram utilizados na formulação de nanocristais de NTD. A partir dos estudos de FTIR, pode ver-se que os picos principais do fármaco puro NTD foram retidos nos lotes optimizados e são quase idênticos. O pico caraterístico do grupo carbonilo esterificado a 1700,95 cm^{-1} , a vibração de flexão N-H para aminas secundárias a 1647,95 cm^{-1} , o grupo nitro arilo a 1530 cm^{-1} confirmam a presença de NTD. O pico caraterístico do grupo carbonilo esterificado a 1701,86 cm^{-1} , a vibração de flexão N-H para aminas secundárias a 1648,14 cm^{-1} , o grupo nitro arilo a 1531,11 cm^{-1} confirmam a presença de NTD. Observou-se que não houve alteração apreciável na posição e na natureza da banda caraterística do fármaco nas formulações. Pode concluir-se que o fármaco mantém a sua identidade sem sofrer qualquer interação química. A figura 9 apresenta um espetro sobreposto da nitrendipina pura e da formulação optimizada.

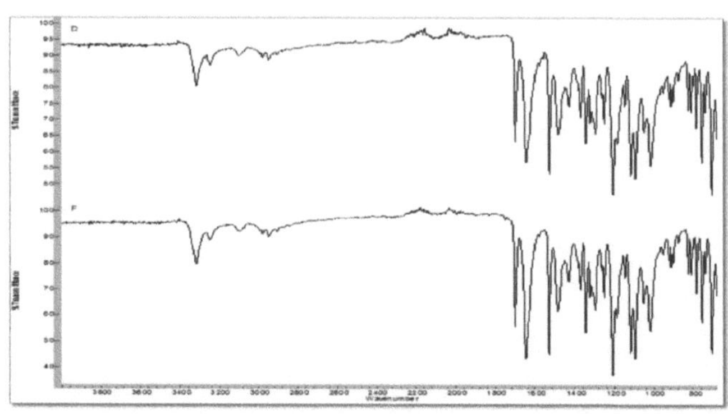

Figura 9: Espectro sobreposto do medicamento puro e do lote optimizado

Estudos de difração de raios X:

A difração de raios X foi utilizada para analisar potenciais alterações na estrutura interna dos cristais de NTD. O padrão de DRX do medicamento puro mostrou picos de difração característicos de alta energia a 2θ, 10,2, 15,6. 23,4, 29,8, indicando a estrutura cristalina da NTD. A diminuição da intensidade dos picos dos nanocristais pode ser atribuída à redução do tamanho das partículas nos lotes de formulação. Os nanocristais do lote optimizado SN1 foram caracterizados por uma menor intensidade do pico de difração, quando comparados com o medicamento puro NTD, o que demonstra que a estrutura química do medicamento não foi alterada antes e depois do processo de precipitação. Isto indica claramente que a redução significativa da cristalinidade dos nanocristais de NTD e os cristais menos ordenados eram maioritários e que o estado amorfo contribuiria para uma maior capacidade de carga do fármaco. Foi confirmado que a NTD existia no estado amorfo nos nanocristais de NTD devido ao desaparecimento do pico agudo da NTD no padrão de difração. Além disso, a manutenção do estado cristalino inicial é vantajosa para a estabilidade a longo prazo. Os picos de difração de raios X do medicamento puro e do lote optimizado são apresentados nas figuras 10 e 11.

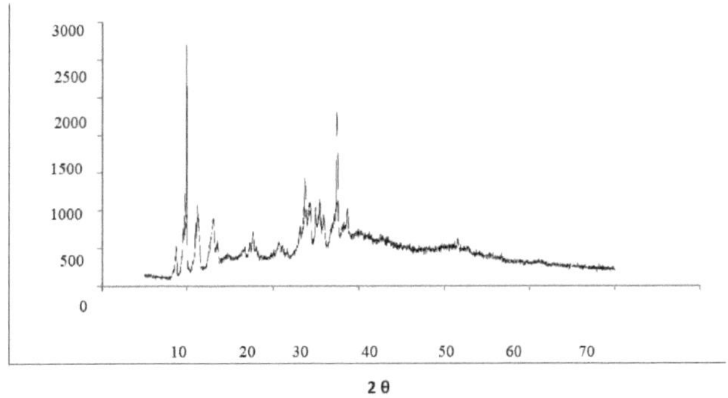

Figura10: Padrão de XRD da NTD pura

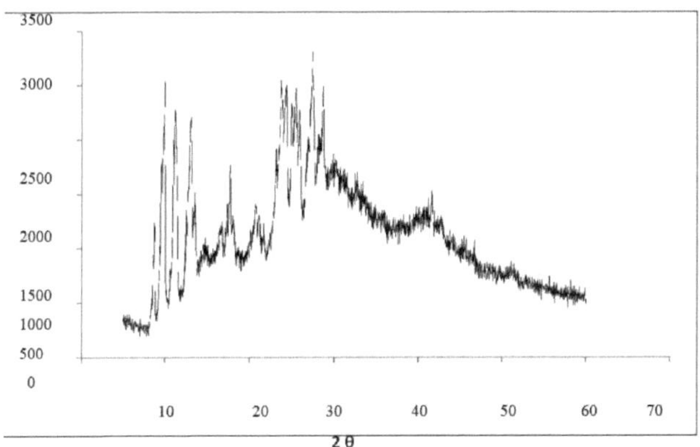

Figura 11: Padrão XRD do lote SN1

A difração de raios X foi utilizada para analisar potenciais alterações na estrutura interna dos cristais de NTD. O espetro de difração da NTD pura mostrou que o fármaco era de natureza cristalina, como indicado por numerosos picos relativamente nítidos e distintos num ângulo de difração 2θ de 10,2, 15,1. 18,3, 21,4 e confirmam a estrutura cristalina do fármaco mostrada na figura 8. A diminuição da intensidade do pico dos nanocristais pode ser atribuída à redução do tamanho das partículas nos lotes da formulação. Os nanocristais do lote optimizado SN1 foram caracterizados por uma menor intensidade do pico de difração, quando comparados com o fármaco puro NTD, o que demonstra que a estrutura química do fármaco não foi alterada antes e depois do processo de precipitação. Isto indica claramente que houve uma redução significativa da cristalinidade dos nanocristais de NTD e que os cristais menos ordenados eram maioritários e que o estado amorfo contribuiria para a maior capacidade de carga do fármaco mostrada na figura 8. Confirmou-se que a NTD existia em estado amorfo nos nanocristais de NTD devido ao desaparecimento do pico agudo da NTD no padrão de difração. Além disso, a manutenção do estado cristalino inicial é vantajosa para a estabilidade a longo prazo

Calorimetria Exploratória Diferencial:

A DSC foi efectuada para explorar as alterações físicas que ocorreram no fármaco após a transformação em nanocristais. O fármaco puro apresentou um pico endotérmico grande e acentuado a 159,48°C, indicando o ponto de fusão. O termograma DSC da formulação SN1 mostrou um pico endotérmico a 153,62°C atribuído à fusão da nitrendipina, indicando uma ligeira alteração na natureza cristalina. No entanto, o pico endotérmico da nitrendipina deslocou-se cerca de 6°C para a esquerda devido à redução do tamanho dos cristais. É de notar que a redução da temperatura de fusão pode aumentar a taxa de dissolução. Não foram encontrados picos adicionais que demonstrassem alterações significativas nas características de fusão do NTD na formulação, o que indica que não houve alterações polimórficas durante o processo de nano-dimensionamento. Os picos foram considerados quase idênticos, com uma entalpia calculada (ΔH) do fármaco puro e do SN1 de cerca de 72,21 J/g, 49,56J/g, respetivamente. Os resultados da DSC corroboraram a análise de XRD, que mostrou uma diminuição da cristalinidade do fármaco. Os resultados da DSC do fármaco puro NTD e da formulação SN1 são apresentados nas figuras 12 e 13.

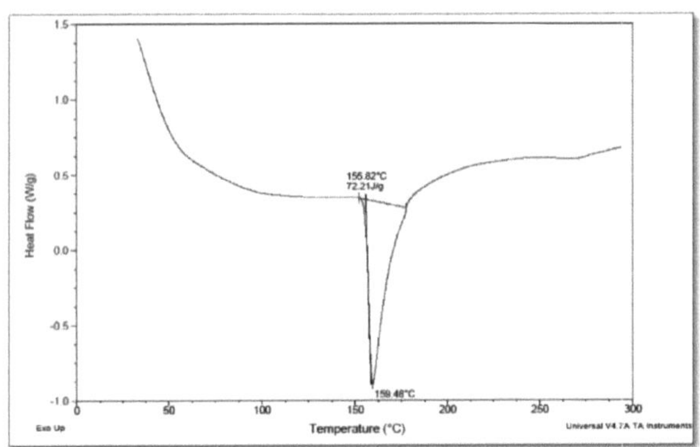

Figura 12: DSC do medicamento puro

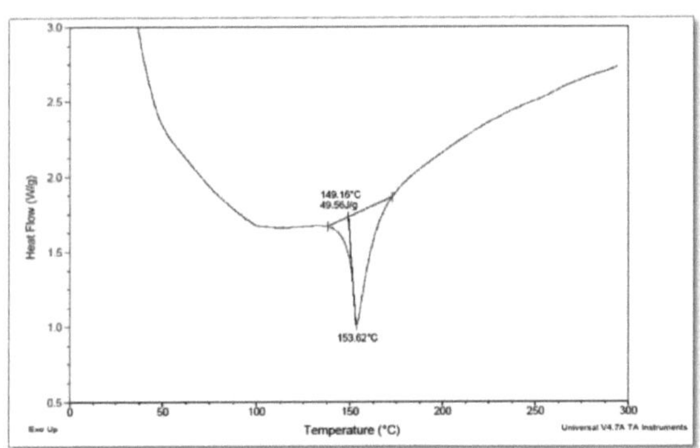

Figura13: DSC do lote optimizado SN1

Microscopia eletrónica de varrimento:

A morfologia da superfície dos nanocristais formados foi determinada por SEM e verificou-se que a natureza cristalina de todas as formulações permanece com uma ligeira alteração na cristalinidade. Ficou claro que a matriz liofilizada investigada possuía uma natureza altamente porosa e hastes com superfícies lisas e uniformes, o que levou à rápida penetração da água, resultando numa rápida dissolução do fármaco. Os nanocristais apresentavam uma forma escamosa com uma distribuição estreita do tamanho das partículas. O fármaco puro apresentava uma forma irregular com uma distribuição granulométrica alargada, como mostra a figura 11. As imagens SEM e as distribuições do tamanho das partículas e a sua morfologia dos nanocristais de NTD foram apresentadas na figura 14.

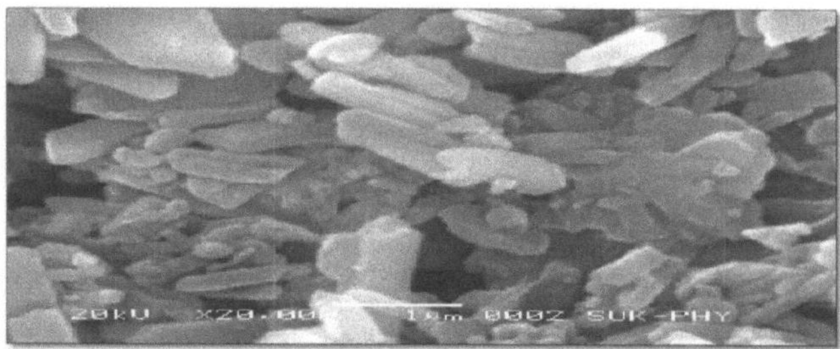

Figura 14: Imagens SEM do medicamento puro a 20 kv * 5000

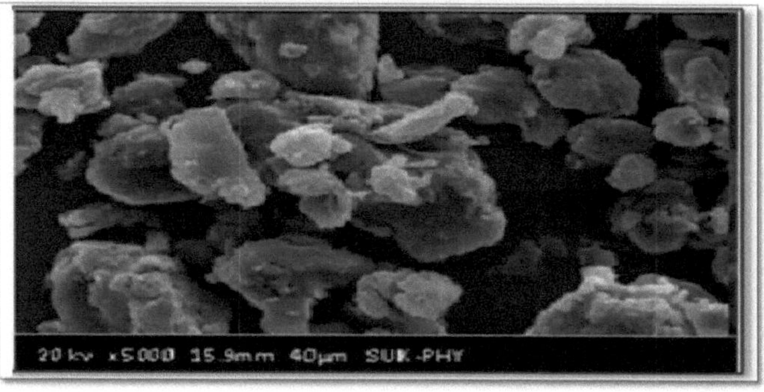

Figura 15: Imagens SEM do lote optimizado SN1 a 20 kv * 20.000

Estudos de estabilidade:

Os estudos de estabilidade dos nanocristais carregados com NTD em termos de distribuição do tamanho das partículas, PDI, potencial zeta e % de libertação do fármaco foram monitorizados durante 3 meses a 2-8°C e RT 25-30°C. A percentagem de libertação cumulativa do lote optimizado SN1 após o período de estabilidade de 30 dias, 60 dias e 90 dias foi observada em 94,452%, 92,543% e 90,414%, respetivamente. Houve uma ligeira diminuição da percentagem de libertação, mas não muito significativa, pelo que se sugere que a formulação final confirma a sua estabilidade. O tamanho médio das partículas aumentou de 335nm para 370nm, o PDI mudou de 0,262 para 0,372 e o potencial zeta mudou de -41,8 para -38,2 após 90 dias de teste de estabilidade. Também se verificou que a formulação era compatível com os invólucros das cápsulas de gelatina dura, uma vez que não havia sinais de deformação do invólucro da cápsula. Assim, estes estudos confirmaram a estabilidade da formulação desenvolvida e a sua compatibilidade com cápsulas de gelatina dura. A estabilidade dos nanocristais carregados com NTD é apresentada na tabela 7 e na figura 16.

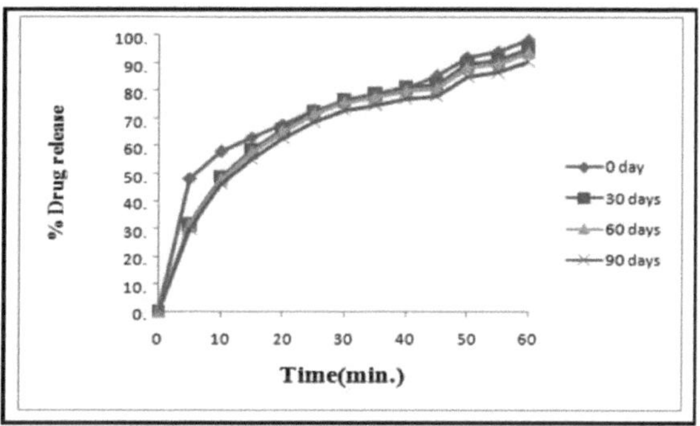

Tabela.7: Dados dos estudos de estabilidade

Parameter	Mean Particle size(nm)	PDI	Zeta Potential (Mv)	% Cumulative release
Optimized batch SN1	335	0.262	-41.8	96.186
After 90 days	370	0.372	-38.2	92.543

CONCLUSÕES

O presente estudo permite concluir que foi utilizado com sucesso um método de precipitação anti-solvente para preparar nanocristais estáveis de NTD. O dimetilsulfóxido foi o solvente adequado para a preparação de nanocristais de NTD. O lote SN1 apresentou um rendimento prático (85%), um tamanho de partícula (335nm), uma elevada solubilidade de saturação em água destilada (0,067mg/ml) e em pH ácido 1,2 (0,136mg/ml) e uma libertação rápida do fármaco in vitro (96,186%). A diminuição do tamanho das partículas aumenta a área de superfície e a solubilidade dos colectores de fármacos e verificou-se um aumento proporcional da biodisponibilidade do fármaco pouco solúvel da NTD. Os dados de DSC e PXRD revelaram que a cristalinidade dos nanocristais de NTD formulados foi parcialmente reduzida. A preparação de formulações de nanocristais foi simples e reprodutível, pelo que pode ser utilizada para melhorar os perfis de dissolução de outras substâncias activas pouco solúveis em água.

AGRADECIMENTOS

Os autores estão igualmente gratos ao Dr. H. N. More, Diretor, Bharati Vidyapeeth College of Pharmacy, Kolhapur, por ter proporcionado excelentes instalações para a realização deste trabalho. Estamos também gratos à US Vitamin Ltd. Mumbai por ter fornecido uma amostra de Nitrendipin.

CONFLITO DE INTERESSES:

"Os autores declararam não haver conflito de interesses"

REFERÊNCIAS

1. Abdelbary A, Li X, El-Nabarawi M, Elassasy A, Jasti B. Comparação de nanomilling e co-precipitação no aumento da taxa de dissolução in vitro de um medicamento modelo pouco solúvel em água, o ripiprazol. Pharm Dev Technol. 2014;19(4):491-500.
2. Lipinski C. Solubilidade aquosa deficiente - um problema que afecta toda a indústria na descoberta de medicamentos. American Pharmaceutical Review. 2002;5:82-85
3. Kesisoglou F, Panmai S, Wu Y. Desenvolvimento de formulações orais nanométricas e avaliação biofarmacêutica. Adv Drug Deliv Rev. 2007;59(7):631-644.
4. Chen Y, Zhang GG, Neilly J, Mawhinney D, Sanzgiri YD. Aumento da biodisponibilidade do ABT-963 utilizando uma dispersão sólida contendo Pluronic F-68. Int J Pharm. 2004;286(1-2):69-80.
5. Ali S, Upadhyay S, Maheshwari A. Estudo espetroscópico de RMN do complexo de inclusão da desloratadina com β-ciclodextrina em solução. J Incl Phenom Macrocycl Chem. 2007;59(3–4):351–355.
6. Chaumeil J. Micronização: um método para melhorar a biodisponibilidade de medicamentos pouco solúveis. Exp Clin Pharmacol. 1998;20(3):211-215.
7. Vermant J, Martens J, Froyen L, Humbeeck J, Solubility increases associated with crystalline drug nanoparticles: methodologies and significance. Mol Pharm. 2010; 7(5):1858-1870.
8. Rabinow B. Nanosuspensions in drug delivery (Nanosuspensões na administração de medicamentos). Nat Rev Drug Discov. 2004;3(9):785-796.
9. Abdelbary A, Li X, El-Nabarawi M, Elassasy A, Jasti B. Effect of fixed aqueous layer thickness of polymeric stabilizers on zeta potential and stability of aripiprazole nanosuspensions. Pharm Dev Technol. 2013;18(3):730-735.
10. Ali H, York P, Blagden N. Preparation of hydrocortisone nanosuspension through a bottom-up nanoprecipitation technique using microfluidic reactors. Int J Pharm. 2009;375(1–2):107–113.
11. Van E., Vermant J, Martens J, Um estudo de rastreio da estabilização da superfície durante a produção de nanocristais de medicamentos J Pharm Sci. 2009;98(6):2091-2103

12. Ambike A , Mahadik K, Paradkar A; Estudo de estabilidade do valdecoxib amorfo. Int J Pharm, 2004; 282:151-162.

13. Amidon G, Lennernas H, Shah V, A theoretical basis for a biopharmaceutic drug classification: the correlation of in vitro drug product dissolution and in vivo bioavailability. Pharm Res., 1995;12:413-420.

14. Blagden N, De Matas M, Gavan P T; Crystal engineering of active pharmaceutical ingredients to improve solubility and dissolution rates, Advanced Drug Delivery Reviews, 2007;33-38.

15. Chen H, Khemtong C, Yang X, Chang X e Gao J, Estratégias de nanonização para fármacos pouco solúveis em água, Drug Discovery Today, 2010;00:1-6.

16. Gao B, Wang J, Wang D, Um novo método de preparação de nanocristais de fármacos e caraterização por adsorção eletrostática assistida por pulverização ultra-sónica. Int J Nanomedicine. 2013;8:3927-3935.

17. Hecq J, Deleers M, Fanara D, Vranckx H, Amighi K. Preparação e caraterização de nanocristais para aumentar a solubilidade e a taxa de dissolução da nifedipina. Int J Pharm. 2005;299(1-2):167-177.

18. Mauludin R, Muller R, Keck C., Desenvolvimento de uma formulação oral de nanocristais de rutina. Int J Pharm. 2009;370(1-2):202-209.

19. Mosharraf M, Nystrom C. The effect of particle size and shape on the surface specific dissolution rate of microsized practically insoluble drugs. Int J Pharm. 1995;122(1-2):35-47.

20. Patravale V,, Date A, Kulkarni R, Nanosuspensions: a promising drug delivery strategy. J Pharm Pharmacol.2004;56(7):827-840.

21. Junghanns J, Muller R. Nanocrystal technology, drug delivery and clinical applications (Tecnologia de nanocristais, administração de medicamentos e aplicações clínicas). Int J Nanomedicine. 2008;3(3):295-309.

22. Sun J, Wang F, Sui Y, Effect of particle size on solubility, dissolution rate, and oral bioavailability: evaluation using coenzyme Q10 as naked nanocrystals. Int J Nanomedicine. 2012;7:5733-5744.

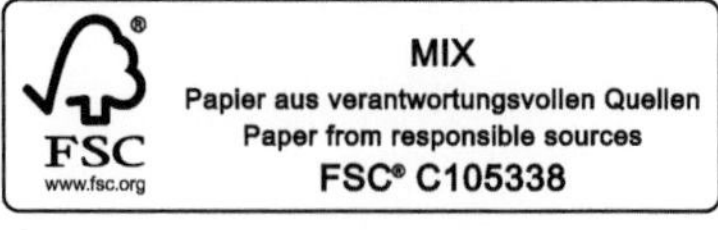

Printed by Books on Demand GmbH, Norderstedt / Germany